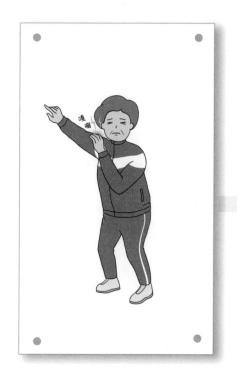 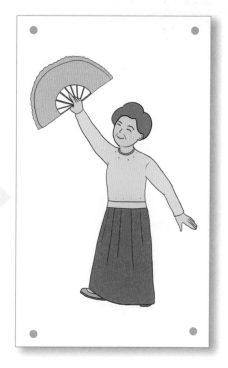

从功能到体能
跟着闫琪博士一步一步
消除慢性肩痛

随着年龄的增长，我们肩关节周围各种软组织的功能会逐渐退化，进而容易出现肩部僵硬和疼痛的问题。

只需简单 7 步，就能有效改善肩关节功能，预防并缓解肩痛，提高生活质量，收获更加健康的身体！

目录

CHAPTER 1 第 1 章
从身体结构开始，认识你的肩关节问题

CHAPTER 2 第 2 章
肩关节功能筛查不合格？简单动作来改善

CHAPTER
3　**第 3 章**

一步一步跟着练！
缓解肩痛就这么简单

CHAPTER
4　**第 4 章**

不再找借口！
日常锻炼就能预防肩痛

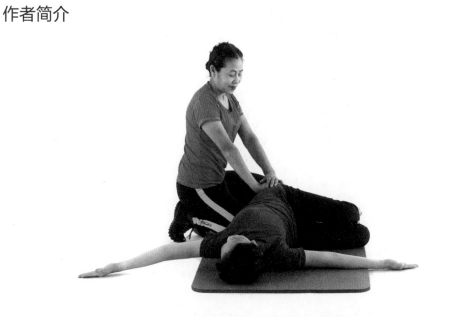

本书阅读指南

理论标题，表明讲述的是哪方面的内容。

理论板块，帮助读者了解本书所涉及的基础知识。

配图，读者可通过图片加深对理论内容的了解。

图片配文，对图片中的名词进行解释。

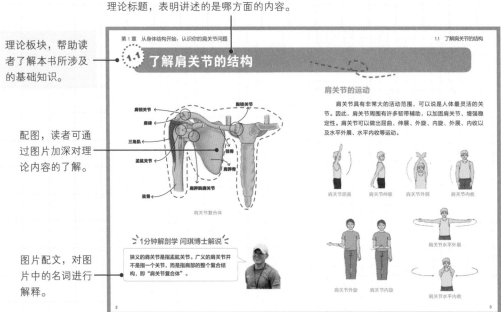

单个筛查的标题，说明筛查内容。

筛查目的及筛查重点。

筛查板块，为读者提供一系列筛查方法。

筛查注意事项。

筛查步骤。

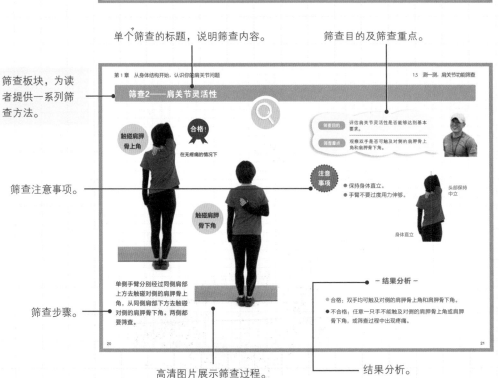

高清图片展示筛查过程。

结果分析。

动作板块，完整展示练习动作。

高清图片展示动作练习过程。

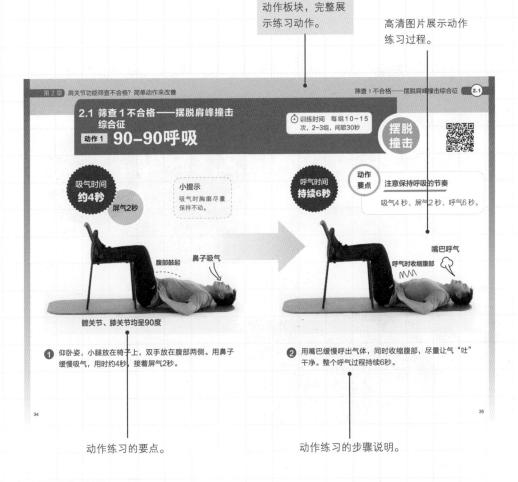

2.1 筛查1不合格——摆脱肩峰撞击综合征

动作1 **90-90呼吸**

⏱训练时间 每组10~15次，2~3组，间歇30秒

摆脱撞击

吸气时间 **约4秒** 屏气2秒

小提示 吸气时胸廓尽量保持不动。

呼气时间 **持续6秒**

动作要点 注意保持呼吸的节奏
吸气4秒、屏气2秒、呼气6秒。

腹部鼓起　鼻子吸气

嘴巴呼气

呼气时收缩腹部

髋关节、膝关节均呈90度

① 仰卧姿，小腿放在椅子上，双手放在腹部两侧。用鼻子缓慢吸气，用时约4秒，接着屏气2秒。

② 用嘴巴缓慢呼出气体，同时收缩腹部，尽量让气"吐"干净。整个呼吸过程持续6秒。

34

35

动作练习的要点。

动作练习的步骤说明。

视频获取说明

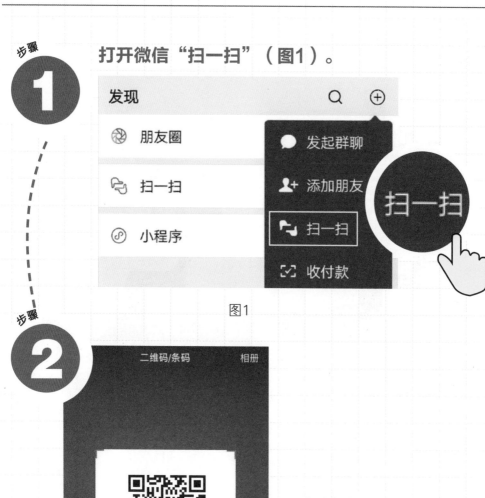

步骤

1 打开微信"扫一扫"（图1）。

发现

朋友圈

扫一扫

小程序

发起群聊

添加朋友

扫一扫

收付款

扫一扫

图1

步骤

2

二维码/条码　　　　相册

将二维码/条码放入框内，即可自动扫描

图2

扫描动作练习页面上的
二维码（图2）。

打开微信"扫一扫" ----->

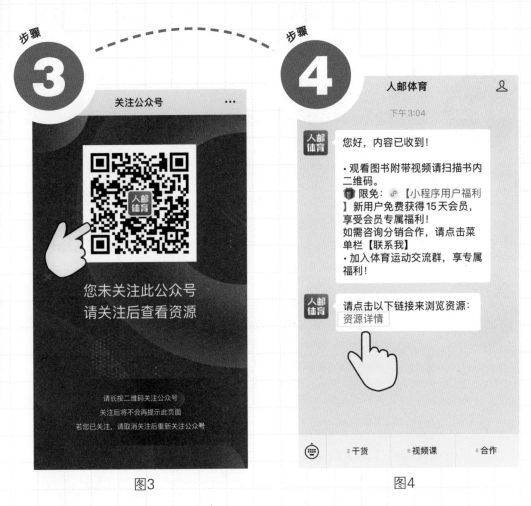

图3

图4

长按"人邮体育"微信公众号
二维码，然后关注（图3）。

点击"资源详情"（图4），
即可进入动作视频观看页面。

小提示：如果你已关注"人邮体育"微信公众号，扫描后可直接进入动
作视频观看页面。

扫描书中的二维码 ------ 关注公众号 ------ 点击"资源详情"

本书所需工具

这里介绍一下本书会用到的工具。大部分工具都可以从体育用品商店或网上商城购买，部分工具还可以用日常用品替代。

瑜伽垫 瑜伽垫有弹性，可以起到缓冲的作用，增加舒适感，降低磕伤的可能性。
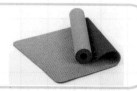

弹力带有良好的延展性，可用于力量练习和拉伸练习。 **弹力带**

筋膜球 筋膜球为圆形小球，有弹性，和网球大小差不多，主要用于身体局部激痛点的按摩。

如果家里没有筋膜球，也可用网球替代，其使用方法与筋膜球一致。

泡沫轴形状为圆柱形，重量轻，材料有软硬之分，用来滚压筋膜和肌肉，让软组织得到放松。不建议中老年人使用材质过硬或表面有较大凸起的泡沫轴。 **泡沫轴**

靠椅和毛巾 靠椅和毛巾可以辅助进行很多力量和拉伸练习。靠椅要结实稳定。
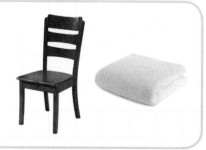

第 1 章

从身体结构开始，
认识你的肩关节问题

肩关节连接着人的上肢和躯干，为上肢灵活地完成各种动作提供了坚实的基础。如果肩关节出现功能障碍，会在很大程度上影响动作的完成。在了解肩关节问题前，我们需要先简单了解肩关节的结构，以探讨肩关节问题的根源。

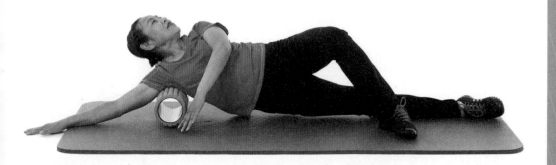

了解肩关节的结构

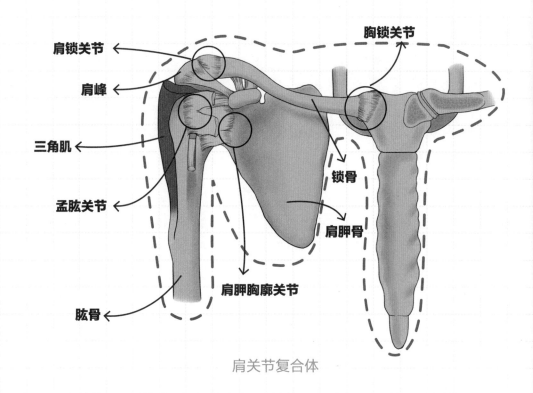

肩关节复合体

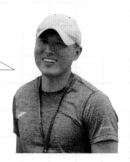

1分钟解剖学 闫琪博士解说

狭义的肩关节是指盂肱关节。广义的肩关节并不是指一个关节，而是指肩部的整个复合结构，即"肩关节复合体"。

肩关节的运动

　　肩关节具有非常大的活动范围，可以说是人体最灵活的关节。因此，肩关节周围有许多韧带辅助，以加固肩关节、增强稳定性。肩关节可以做出屈曲、伸展、外旋、内旋、外展、内收以及水平外展、水平内收等运动。

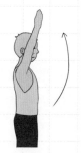

肩关节屈曲

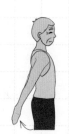

肩关节伸展

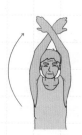

肩关节外展

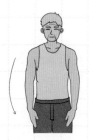

肩关节内收

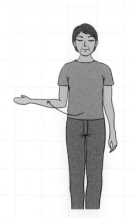

肩关节外旋　　肩关节内旋

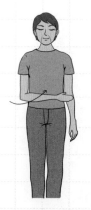

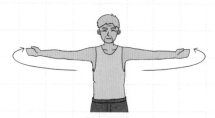

肩关节水平外展

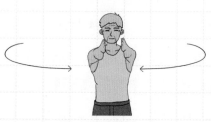

肩关节水平内收

1.2 肩痛仅仅是肩部的问题吗?

你遇到过这样的问题吗? 肩部酸痛，找按摩师做做按摩，马上就觉得舒服了，可是没过几天，酸痛感又一次来袭，再去找按摩师，循环往复; 做了手法治疗后有了明显缓解，可是好景不长，肩部又开始隐隐作痛，去医院检查结果显示一切正常。

身体一有疼痛或不适，我们总会把问题聚焦到患部，但如果仅仅对患部进行处理，症状只能得到短暂的缓解，没办法真正好转。这是因为，人体是靠多个部位的协调配合来维持整体的功能活动的。感到疼痛或不适的部位不一定是引起问题的原因部位，而只是显示结果的部位，是大脑发出的让我们警惕的信号，而根本原因可能藏在身体的其他部位。

人体的每一个关节都同时具备两个方面的特性: 灵活性和稳定性。灵活性使关节可以在一定范围内自由移动，而稳定性使关节能够抵抗移动，让关节保持在一个相对固定的位置上。在人体的整体运动中，踝关节、髋关节、腕关节、胸椎和肩关节需要具备较强的灵活性，而膝关节、腰椎、肘关

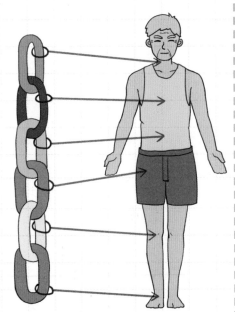

节、肩胛胸壁关节和颈椎则需要具备较强的稳定性。如果这些关节各司其职、相互配合,我们就能轻松地完成日常生活中的各种活动,例如上楼梯、拎重物。但如果本应该承担灵活任务的关节功能退化,则相邻关节的稳定性就会受影响,该关节因此承担了本不应由它承担的力,长此以往,发生疼痛就是必然。

因此,肩痛未必就是肩部的问题。我们不能"头疼医头,脚疼医脚",只有找到问题的根本原因并对症下药,才能真正消除疼痛。

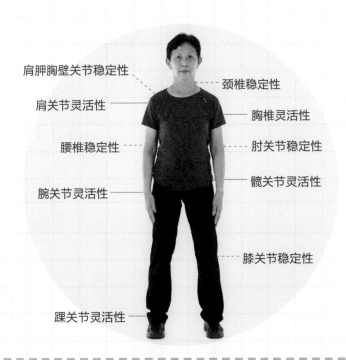

1.3 从功能到体能——闫琪博士的肩关节功能强化7步法

随着年龄的增长，你是否感觉身体不再像年轻时那样灵活？身体变得僵硬，抬手臂从高处取东西变得困难……这些都是身体在向我们发出信号，提醒我们身体这一"精密机器"出现了某些功能上的障碍。引起肩部功能障碍的原因有很多。**除了受外伤之外，呼吸模式错误、肩关节的灵活性与稳定性下降、胸椎不够灵活、肩部肌肉力量比较弱等，都会给肩关节功能带来影响，并最终导致肩痛。**

如何才能改善这种状况呢？就像一辆赛车的零件出现了问题时，我们需要先修理问题零件，让它恢复正常的功能，能够支持日常的驾驶，最终才能重返赛道一样，当人体这一"精密机器"出现了某个部位的功能障碍时，我们也需要先进行功能锻炼，恢复该部位的正常功能，然后才能进行体育锻炼。

功能障碍状态

张阿姨跳广场舞时，发现一侧手臂无法抬到正常的高度，肩关节处于"功能障碍状态"。

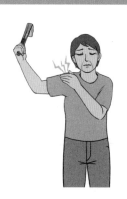

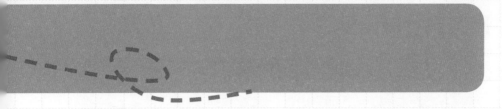

如果不先解决肩部存在的功能障碍，而直接做家务甚至进行一些体育锻炼，就像是开着一辆内部零件损坏的赛车上赛道一样，随时面临着受伤的危险。

全面评估与功能锻炼

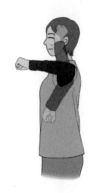

如果张阿姨手臂抬到正常高度时肩部疼痛等级在4级以下，接下来应进行肩关节功能筛查（见第16页），找到引起肩关节功能障碍的因素，然后按照以下策略恢复肩关节功能。

改善呼吸模式——恢复灵活性——增强稳定性——改善动作模式——强化功能力量。

该策略可进一步细分为后文中的7个步骤。

体能活动

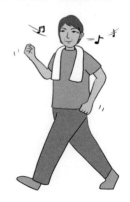

当张阿姨的肩部不再疼痛，并且肩功能得到加强后，她就可以正常地生活，享受体育锻炼带来的乐趣了。

闫琪博士的肩关节功能强化7步法

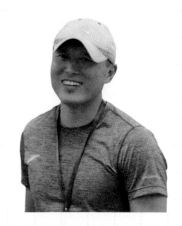

前面说到，人体是靠多个部位的协调配合来维持整体的功能活动的，肩痛未必就是肩部的问题。那么如果想要强化肩部功能，预防并缓解肩痛，具体应该怎么做呢？

肩关节功能强化7步法（以下简称7步法），是闫琪博士针对肩关节出现的各种问题，经过多年摸索与研究得出的功能强化方法，建立在人体生物力学基础之上。按照7步法一步一步地进行锻炼，慢慢地你就能明显感受到肩部功能的改善。

7步法的步骤阐述如下。

步骤

1 ╲ 改善呼吸模式 ╱

正常人每天会进行2万多次呼吸。如果连呼吸模式都是错误的，就谈不上其他动作模式的正确了。正确的呼吸模式不仅可以减少肩痛、腰痛、头痛等问题，还有助于维持脊柱稳定和健康的体态。因此第1步就是改善呼吸模式。

正确的动作模式，是符合人体生物力学的模式。在这种模式下，肌肉及骨骼处于合理的位置，能让力的产生和传递更高效。

步骤

恢复肩关节周围软组织的功能

肩关节周围软组织失衡，是肩关节代偿和疼痛的根源。因此第2步是通过松解肩关节周围软组织，使它们重新获得应有的活动范围，恢复灵活性和正常功能。

软组织包括肌肉、筋膜和韧带。

步骤

改善胸椎灵活性

胸椎灵活性对于改善肩关节功能非常重要。我们除了需要恢复肩关节周围软组织的功能之外，还应通过针对性锻炼进一步增强胸椎灵活性。

如果胸椎缺乏灵活性，就会影响胸部骨骼、肌肉和韧带的活动范围，并影响肩部运动。

步骤

增强肩胛胸壁关节稳定性

肩胛胸壁关节的一个重要功能是稳定肩胛骨。肩胛骨稳定性增强后，有利于盂肱关节保持在一个良好的位置上，进而使人体能够做出质量更好的动作。因此在肩关节与胸椎的灵活性得到增强后，第4步要进行肩胛胸壁关节稳定性的锻炼。

步骤

5

增强盂肱关节稳定性

盂肱关节既需要灵活性，也需要稳定性。缺乏稳定性的盂肱关节会比较松弛，做动作时容易与其他部位发生撞击而产生损伤。因此，在肩胛胸壁关节稳定性得到增强之后，第5步需要进行盂肱关节稳定性的锻炼。

步骤

6

增强核心稳定性

日常生活中的很多动作，都需要通过核心来传导上肢或下肢产生的力。核心是一个稳定的力的传递平台，如果核心不稳定，那么不仅会影响动作质量，还容易导致受伤。因此，对于肩痛的人来说，增强核心稳定性非常重要。

核心主要指腰腹部、下背部和髋部，可以说是人体的"中心区域"。

步骤

7

增强肩关节力量

在改善了呼吸模式，并使相关关节及部位增强了灵活性与稳定性后，就可以进行肩关节的力量练习了。无器械的、负重的抗阻练习，都是增强肩关节力量的好方法。

小提示

请遵循科学的锻炼逻辑，严格按照以上顺序一步一步地进行锻炼，切不可心急，随意调整顺序。

下图完整表现了7步法的7个步骤。

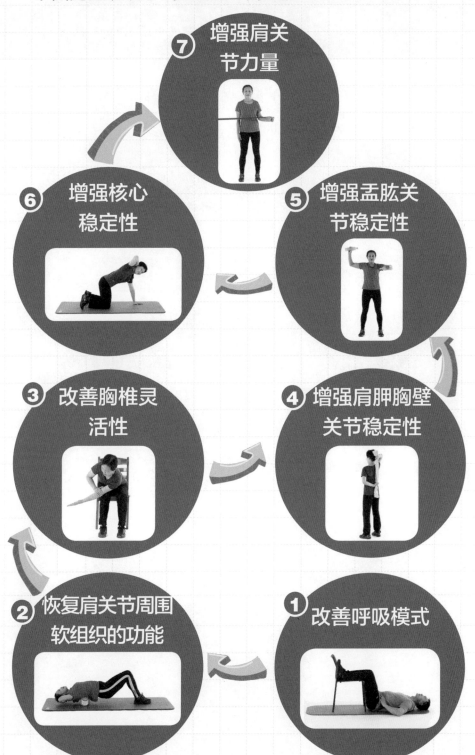

使用本书的安全守则

你是否适合进行本书的锻炼呢？请回答以下问题来对你的肩关节功能进行一个初步的评估吧！

开始评估

小提示
请按照箭头的指示进行评估。

1 是否有不适宜运动的疾病？ 否→

2 肩关节是否有明显疼痛？ 否→

是↓

是↓

不建议进行功能强化锻炼，建议进行医学检查或休息。

3 是急性损伤疼痛还是慢性疼痛？ 慢性

急性↓

不建议进行功能强化锻炼，建议进行医学检查或休息。

进行肩关节功能筛查

可以进行功能强化锻炼，但是测试或锻炼过程中有任何不适或疼痛加剧，请立即停止并咨询医疗专业人员。

疼痛等级小于或等于4级

5

肩关节周围是否有明显水肿？

 否

如果将疼痛分为1~10级，你的疼痛等级为多少？

 是

疼痛等级大于4级

不建议进行功能强化锻炼，建议进行医学检查或休息。

不建议进行功能强化锻炼，建议进行医学检查或休息。

疼痛等级线型图

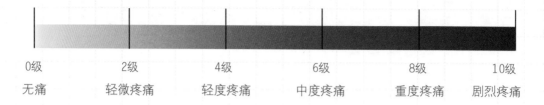

0级	2级	4级	6级	8级	10级
无痛	轻微疼痛	轻度疼痛	中度疼痛	重度疼痛	剧烈疼痛

疼痛等级脸谱图

0级	2级	4级	6级	8级	10级
无痛	轻微疼痛	轻度疼痛	中度疼痛	重度疼痛	剧烈疼痛

注意事项

如果评估结果显示你可以进行本书的锻炼，那么欢迎你踏上肩关节功能强化之路！但在实践中，务必注意以下事项。

1. 进行功能筛查。

若肩关节功能筛查中的任何一项筛查结果为不合格，请先进行第 2 章的改善练习并重新筛查，待身体薄弱环节得到改善后再开始第 3~4 章的锻炼。

2. 将注意力放在锻炼的身体部位上，关注本体感受。

如果在锻炼时漫不经心，那么你的锻炼效果也会大打折扣。比如你在拉伸肌肉时，拉伸的程度是否足够？或者是否拉伸过度？这需要你认真感受来自肌肉的刺激感。如果刺激不够，需要加大拉伸程度；如果刺激过强，则相应需要减少拉伸力度；如果拉伸时产生明显的、强烈的痛感，则需要立刻停止拉伸。正是通过这种本体感受和调节，才能对肌肉进行合适的锻炼，收获良好的锻炼效果。

3. 动作要正确，始终将动作质量放在首位。

保持动作正确，每个动作都要尽量做到位，而不要产生变形。参看本书动作时，要注意动作细节。除此之外，要认识到锻炼质量永远是最重要的，不盲目追求大重量或多重复次数的练习。

4. 关注关节活动度和动作模式。

在肩关节活动度没有达到合格程度之前，先进行提升关节活动度的锻炼，并培养正确的动作模式。

5. 量力而行，循序渐进。

每个动作要做多少组，每组做多少次，要根据自己的水平来决定。刚开始进行锻炼时，在自己力所能及的范围内，每个动作可以重复较少的次数；适应了当前的锻炼强度后，再逐步提升次数。包括整体的锻炼量的安排，也是如此。

6. 选择合适的锻炼时间。

老年人的消化系统较弱，因此不能在吃饱饭后立刻进行运动。睡前也不宜进行强度过大的锻炼，否则会因为太兴奋而影响入睡。当然，时间也不要太晚，最好在晚上 10 点之前。

7. 动作速度不要太快。

动作太快会给关节造成损害。

8. 控制力量训练的频率。

对于老年人而言，力量训练的频率不用太高，建议间隔一天到两天，这样可以使肌肉有充足的恢复时间，不会影响下次锻炼的效果。

测一测，肩关节功能筛查

　　以下每个筛查动作，都会根据受试者所做出动作的幅度，给出相应的筛查结果，以此来帮助受试者判断自己的肩关节功能是否达到基本要求。

　　如果你的筛查结果为"合格"，说明你的肩关节功能达到基本要求，但对于中老年朋友来说，不能满足于"合格"，因为如果不进行预防和锻炼的话，稍不留心，肩关节功能就会退化，并有造成损伤的风险。

　　如果你的筛查结果为"不合格"，那么一定要引起重视。这表明你的肩关节功能需要及时改善，刻不容缓，否则会带来损伤的风险，并且影响身体其他部位功能的发挥。

　　功能筛查只是一种手段，是为了帮助你找到身体的薄弱环节。不同的人会得到不同的结果，但无论结果如何，无论你的肩关节功能处于哪种水平，你都需要进行合适的锻炼，都需要依照7步法强化肩关节功能。只不过不同肩关节功能水平的人，执行7步法的每个步骤的过程长短会有所区别而已。肩关节功能对中老年人生活的影响不容小觑，所以中老年人更需要强化锻炼。

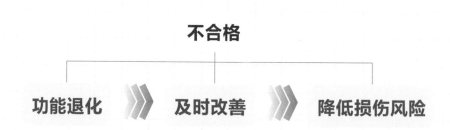

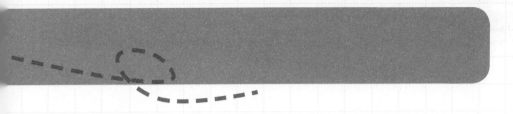

呼吸筛查

呼吸是伴随生命一直存在的运动，生命存在，呼吸不止。我们每天大约会呼吸2万次。呼吸的频率如此之高，如果呼吸表现不良，对人体产生的不良影响就会很明显，不仅会带来身体局部的疼痛，影响运动表现，还会带来心理问题。

人体内有专门用于呼吸的肌肉（呼吸肌），如膈肌、肋间肌、腹肌等。除此之外，还有一些肌肉会辅助呼吸，如胸小肌、胸锁乳突肌、斜角肌、斜方肌、背阔肌、前锯肌、腰方肌等。如果呼吸肌功能不良、不足以满足呼吸需要的话，辅助呼吸的肌肉则会承担更多的工作。虽然一次呼吸并不会耗费太多能量，但每天上万次的呼吸会让这些辅助呼吸的肌肉总是处于紧张状态，久而久之就会引发肩痛。

因此，强化呼吸肌的功能，能将辅助呼吸的肌肉解放出来，使它们在维持脊柱稳定、提升运动表现方面发挥更大的作用，并有效缓解肩痛。

强化呼吸肌的功能

| 维持脊柱稳定 | 提升运动表现 | 有效缓解肩痛 |

那什么样的呼吸模式是错误的呢？主要有以下几点，看看你是否存在这些错误的呼吸模式。

呼吸模式错误的表现

（1）吸气时，整个胸廓会做上提运动（上胸部更加明显）。

（2）呼吸时以胸部运动为主，而不是腹部运动。

（3）低位肋骨无侧方偏移。

（4）腹壁在吸气时向内移动，在呼气时向外移动。

（5）腹壁不能维持支撑以及正常地呼吸。

（6）浅呼吸，即腹部或者胸廓仅轻微活动或无活动。

如果你经过筛查发现自己的呼吸模式是错误的，该如何改善呢？本书将在第2章中详细介绍，读者可参看第2章相关内容。

筛查1——肩峰撞击综合征

肩峰撞击综合征是一种慢性肩部疼痛综合征，当肩关节外展时由肩峰下组织反复摩擦撞击引起。

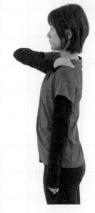

肘部位于身体正中

一侧手触摸对侧肩关节，肘部位于身体正中（左右侧正中间），然后向上抬肘至手臂与地面平行。两侧都要筛查。

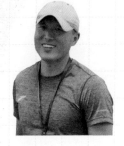

筛查目的 检查是否有肩峰撞击综合征。

筛查重点 肩关节是否出现疼痛。

注意事项

● 身体自然站立，且保持稳定。
● 未被筛查的手臂自然贴在体侧。

－ 结果分析 －

● 合格：筛查过程中两侧肩关节均未出现疼痛。

● 不合格：筛查过程中任意一侧肩关节出现疼痛。

筛查2——肩关节灵活性

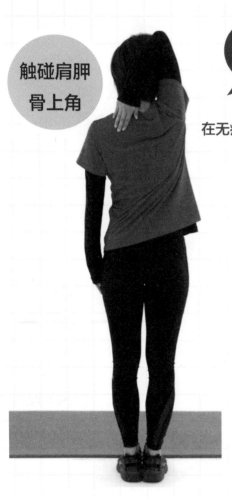

触碰肩胛骨上角

合格！

在无疼痛的情况下

触碰肩胛骨下角

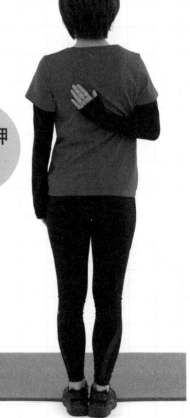

单侧手臂分别经过同侧肩部上方去触碰对侧的肩胛骨上角，从同侧肩部下方去触碰对侧的肩胛骨下角。两侧都要筛查。

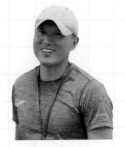

筛查目的 评估肩关节灵活性是否能够达到基本要求。

筛查重点 观察双手是否可触及对侧的肩胛骨上角和肩胛骨下角。

注意事项

● 保持身体直立。

● 手臂不要过度用力伸够。

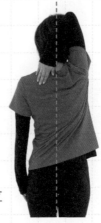

头部保持中立

身体直立

－ 结果分析 －

● 合格：双手均可触及对侧的肩胛骨上角和肩胛骨下角。

● 不合格：任意一只手不能触及对侧的肩胛骨上角或肩胛骨下角，或筛查过程中出现疼痛。

筛查3——肩关节外旋活动度

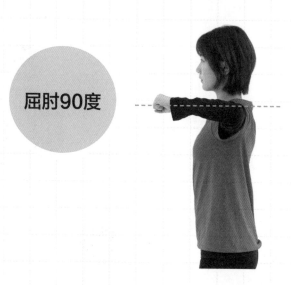

屈肘90度

上臂与地面平行

1 单侧手臂屈肘90度，上臂与地面平行，且与肩呈一条直线。手握拳，拳心向下。

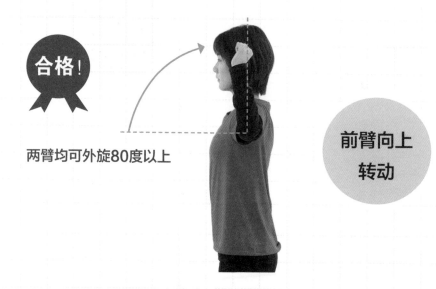

合格!

两臂均可外旋80度以上

前臂向上转动

2 上臂保持位置不变，前臂向上转动。两侧都要筛查。

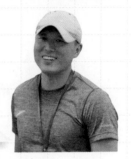

筛查目的 评估肩关节外旋的灵活性，以及两侧肩关节是否存在不对称。

筛查重点 测量前臂向上转动的幅度（前臂与水平面的夹角）。

注意事项

- 上臂始终保持与地面平行。
- 保持身体直立。
- 避免耸肩。

－ 结果分析 －

- 合格：两侧前臂向上转动的幅度大于等于80度，且两侧没有明显差异（不超过5度）。

- 不合格：任意一侧前臂向上转动的幅度小于80度，或两侧外旋角度存在明显差异（超过5度）；或筛查过程中出现疼痛。

筛查4——肩关节内旋活动度

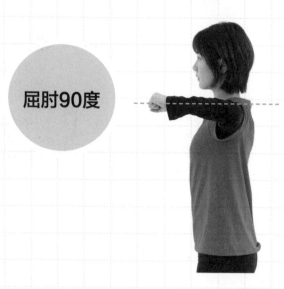

屈肘90度

上臂与地面平行

① 单侧手臂屈肘90度，上臂与地面平行，且与肩呈一条直线。手握拳，拳心向下。

合格！

两臂均可内旋70度以上

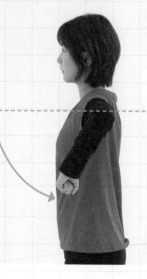

前臂向下转动

② 上臂保持位置不变，前臂向下转动。两侧都要筛查。

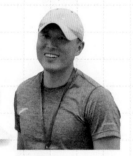

筛查目的 评估肩关节内旋的灵活性，以及两侧肩关节是否存在不对称。

筛查重点 测量前臂向下转动的幅度（前臂与水平面的夹角）。

注意事项

● 上臂始终保持与地面平行。

● 保持身体直立。

● 避免耸肩。

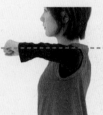

不要耸肩

保持与地面平行

− 结果分析 −

● 合格：两侧前臂向下转动的幅度大于等于70度，且两侧没有明显差异（不超过5度）。

● 不合格：任意一侧前臂向下转动的幅度小于70度，或两侧内旋角度存在明显差异（超过5度）；或筛查过程中出现疼痛。

筛查5——肩关节屈曲活动度

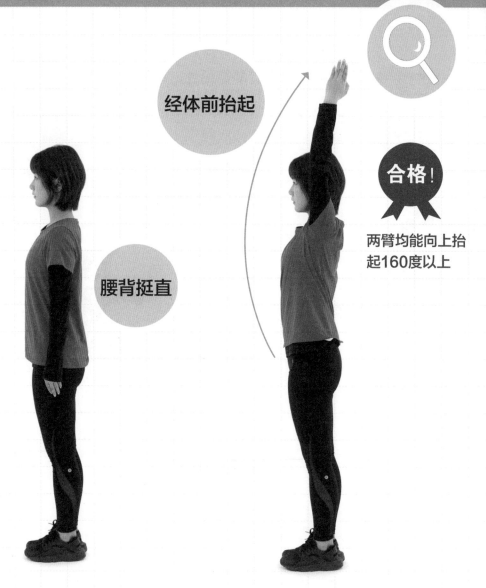

经体前抬起

腰背挺直

合格！

两臂均能向上抬起160度以上

① 保持身体直立，两侧手臂在体侧保持不动。

② 一侧手臂伸直，经身体前方向上抬起至最大限度。两侧都要筛查。

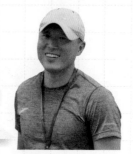

筛查目的	评估肩关节屈曲的灵活性，以及两侧肩关节是否存在不对称。
筛查重点	测量手臂向上抬起的幅度（手臂与最初位置的夹角）。

注意事项

● 筛查手臂伸直，上臂紧贴耳朵。

● 保持身体直立。

● 避免耸肩。

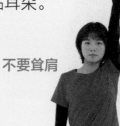

不要耸肩

上臂紧贴耳朵

– 结果分析 –

● 合格：两侧手臂均能向上抬起160度以上，且两侧没有明显差异（不超过10度）。

● 不合格：任意一侧手臂不能向上抬起160度以上，或两侧手臂抬起角度存在明显差异（超过10度）；或筛查过程中出现疼痛。

筛查6——肩关节伸展活动度

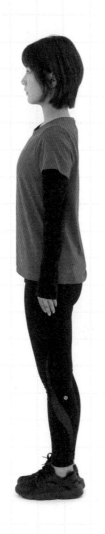

伸直后抬

合格！

两臂均可后抬40
度以上

1 保持身体直立，两
侧手臂在体侧保持
不动。

2 一侧手臂伸直，后抬至最
大限度。两侧都要筛查。

筛查目的 评估肩关节伸展的灵活性，以及两侧肩关节是否存在不对称。

筛查重点 测量手臂后抬的幅度（手臂与最初位置的夹角）。

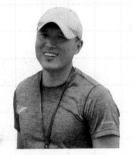

注意事项

- 筛查手臂伸直，上臂夹紧躯干。
- 保持躯干及下肢直立。
- 避免过度用力。
- 避免耸肩。

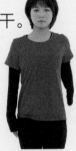

上臂夹紧躯干

－ 结果分析 －

- 合格：两侧手臂均能后抬40度以上，且两侧没有明显差异（不超过10度）。

- 不合格：任意一侧手臂不能后抬40度以上，或两侧手臂后抬角度存在明显差异（超过10度）；筛查过程中出现疼痛，也被视为不合格。

筛查7——胸椎灵活性

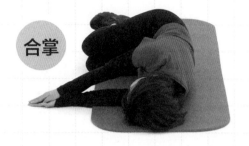

合掌

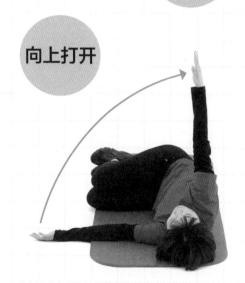

向上打开

① 在瑜伽垫上侧卧，屈膝90度，双臂在身前伸直合掌。

② 保持下方手臂贴地不动，下肢不动，上方手臂向上伸展打开，头部跟随转动。

向后打开

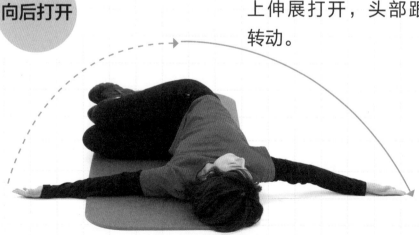

触地

③ 将手臂向后打开至最大限度。两侧都要筛查。

筛查目的 评估胸椎的灵活性。

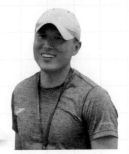

筛查重点 打开的手臂是否能够触地及其与同侧肩关节在平面内的位置关系。

注意事项

● 紧贴地面的手臂和下肢保持固定。

● 眼睛一直看向打开的手臂，头部随之转动。

● 髋关节不要向手臂打开的方向翻转。

－ 结果分析 －

● 合格：打开的手臂能够触地，或者两侧肩关节连线与地面的夹角大于等于160度。

● 不合格：两侧肩关节连线与地面的夹角小于160度（起始位置其夹角为90度），或筛查过程中出现疼痛。

1

肩痛很烦恼?
主动出击，科学锻炼就能有效预防

肩痛非常普遍。在各大医院的疼痛科中，肩痛就诊人数居高不下。《英国医学杂志》在2020年发布的一篇文章称，截至2017年，全球有2.887亿人都备受肩痛的困扰。不仅仅是中老年人容易肩痛，一部分年轻人也开始加入这个队伍。肩痛为什么如此普遍呢?

造成肩痛的原因是多方面的，比如肩部以前受过伤，或者在生活中碰到突发事件导致肩功能受损。这些都会造成肩痛，并且比较容易认识到。除此之外，还有两个容易被忽视的原因：生活和运动中的动作不正确，以及锻炼安排不合理。

《黄帝内经》中说"上医治未病"，意思是说最好的医生能够在就医者的病症还未发作时进行预判，并做好防护措施，防止病症的发生。因此，对于肩痛，我们应该通过针对肩关节的功能筛查，提前发现其隐患和薄弱环节，在平时多注意肩部的锻炼，注意使用正确的动作模式，摒弃长时间低头等不良生活习惯，以此来预防肩痛的发生，做到"预康复"。受伤、遇到突发事件可能无法避免，但针对后两个引发肩痛的原因，只要我们主动出击，进行科学的预防性锻炼，就能够防患于未然，远离肩痛。

第2章

肩关节功能筛查不合格? 简单动作来改善

进行肩关节功能筛查时, 你的肩关节功能是否合格? 如果没有合格, 说明你的肩关节功能需要改善。本章针对不同的肩关节功能问题列出了简单的练习动作, 快来一起锻炼吧!

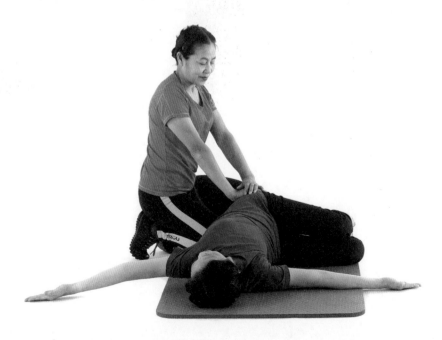

2.1 筛查 1 不合格——摆脱肩峰撞击综合征

动作 1　90-90 呼吸

吸气时间
约4秒

屏气2秒

小提示
吸气时胸廓尽量保持不动。

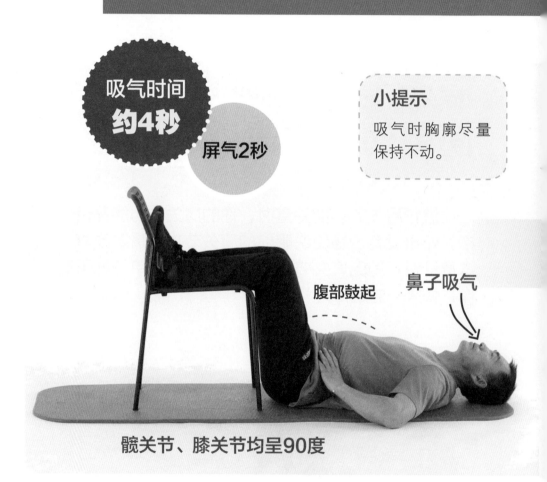

腹部鼓起

鼻子吸气

髋关节、膝关节均呈90度

① 仰卧姿，小腿放在椅子上，双手放在腹部两侧。用鼻子缓慢吸气，用时约4秒，接着屏气2秒。

⏱ 训练时间　每组10~15
次，2~3组，间歇30秒

**摆脱
撞击**

呼气时间
持续6秒

动作
要点　　**注意保持呼吸的节奏**

吸气4秒、屏气2秒、呼气6秒。

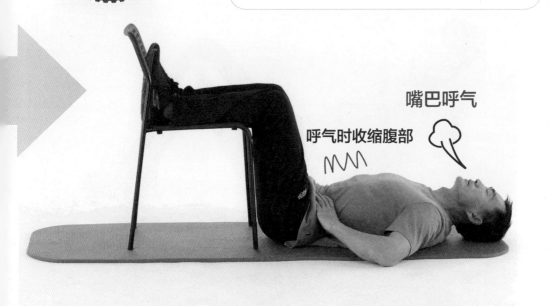

嘴巴呼气

呼气时收缩腹部

❷ 用嘴巴缓慢呼出气体，同时收缩腹部，尽量让气"吐"
干净。整个呼气过程持续6秒。

动作2 **泡沫轴松解胸椎周围软组织**

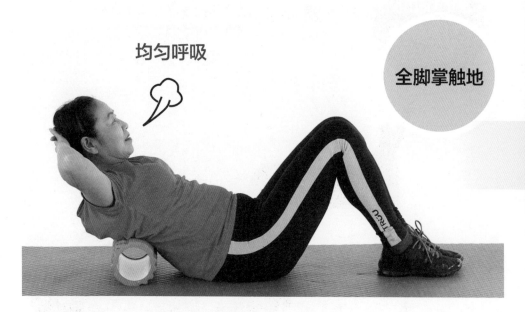

均匀呼吸

全脚掌触地

泡沫轴放在上背部下方

① 仰卧姿，双脚稍微打开，膝关节屈曲。将泡沫轴放在上背部下方，双手在头部后方交叉抱头。

小提示

可在有明显酸痛感的位置进行反复滚动。

⏱ 训练时间　每组30~60秒，1~2组，间歇30秒

摆脱撞击

动作要点

按照从上至下的顺序滚压

有意识地将胸椎分为上、中、下3个部分，然后按照从上至下的顺序依次对每个部分进行滚压。

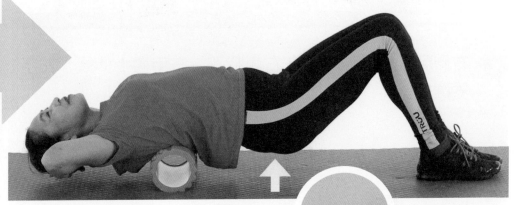

臀部离地　双脚推动身体

② 臀部离地，双脚推地带动身体上下移动，使背部肌肉得到滚压。

动作3　泡沫轴松解背阔肌

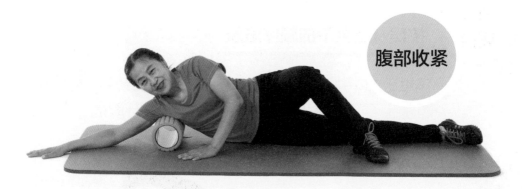

腹部收紧

1 右侧卧，将泡沫轴放在右侧腋下。右手向上伸展，左手支撑于身前，右腿伸直，左腿在身前屈膝撑地。

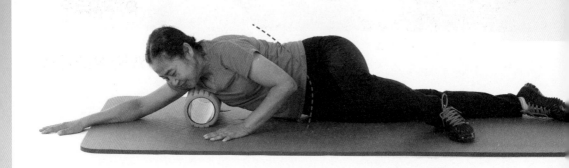

2 左脚推地，带动身体向前转动，使泡沫轴慢慢来回滚动。

小提示

可在有明显酸痛感的位置进行反复滚动。

🕐 训练时间　每组30~60
秒，1~2组，间歇30秒

摆脱
撞击

**动作
要点**

利用自重滚压

在可承受的范围内，利用尽量多的自身重量进行
按压。若出现明显的刺痛或其他不适（而非正常
的酸痛感），应立即停止锻炼。

均匀呼吸

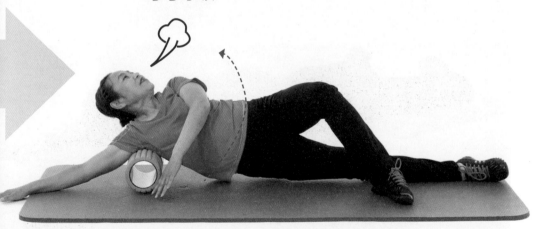

③ 身体向后转动，注意头也要随着转动。另一侧动作要
点相同。

动作4

筋膜球松解胸肌

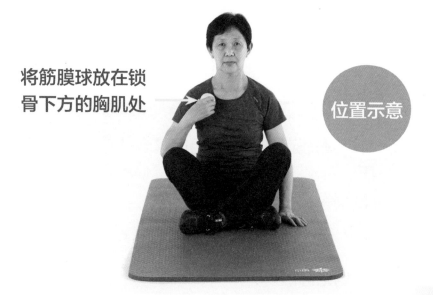

将筋膜球放在锁骨下方的胸肌处

位置示意

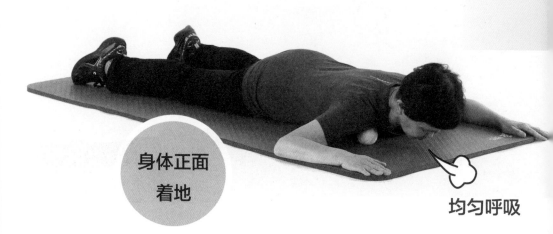

身体正面着地

均匀呼吸

① 俯卧姿，双臂屈肘90度，将筋膜球放在一侧锁骨下方。

⏱ 训练时间　每组30~60秒，1~2组，间歇30秒

摆脱撞击

动作要点

全程保持均匀呼吸

滚压时全程保持均匀呼吸，不要憋气。如有不适感，应立即停止锻炼。

身体左右移动

保持时间
30~60秒

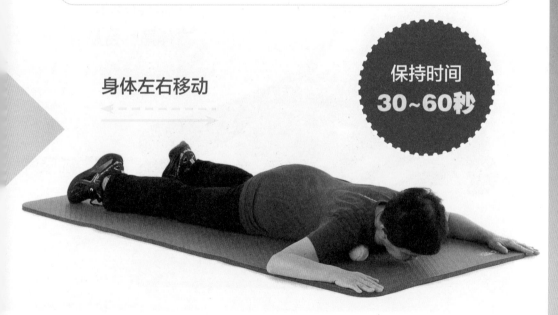

❷ 双脚与双臂推地，带动身体左右移动，使筋膜球慢慢来回滚动。另一侧动作要点相同。

小提示

可在有明显酸痛感的位置进行反复滚动。

动作 5

翻书练习

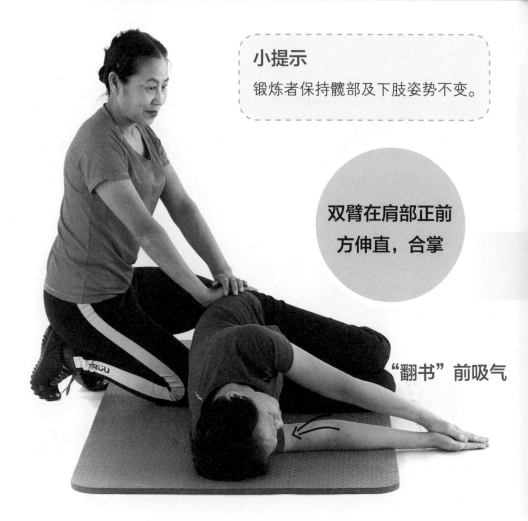

小提示
锻炼者保持髋部及下肢姿势不变。

双臂在肩部正前
方伸直，合掌

"翻书" 前吸气

膝关节和髋关节都呈90度

① 右侧卧，双腿屈髋屈膝90度。搭档用双手一直扶住锻炼
者的髋部。

〰️重复次数　每组8~10次，1~2组，间歇30秒

摆脱撞击

最大幅度保持 **1~2秒**

同书页翻开的轨迹

转身时呼气

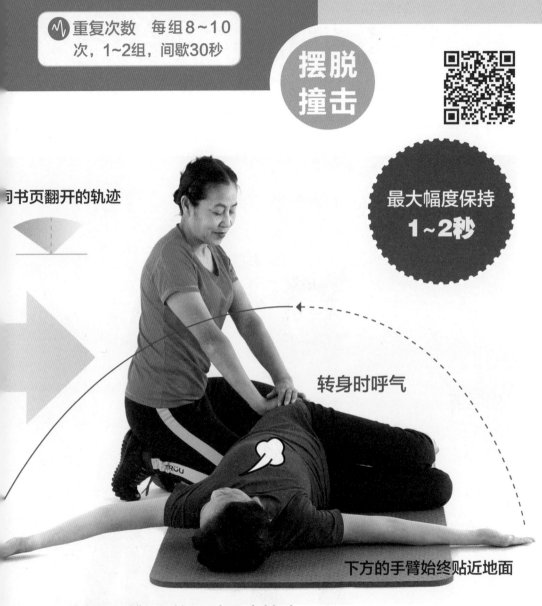

下方的手臂始终贴近地面

头部跟随打开的手臂同步转动

② 躯干向左侧旋转，左臂缓慢向左打开。打开至最大幅度时，保持动作1~2秒。然后回到初始姿势。另一侧动作要点相同。

动作 6

侧向伸展

头在中立位

均匀呼吸

小提示

伸展一侧的手臂伸直，尽量贴近耳朵。

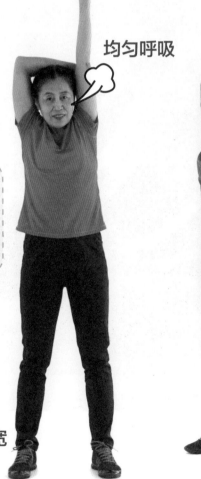
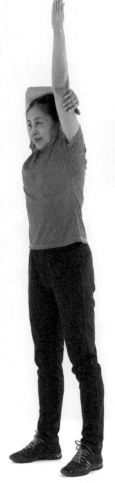

双脚分开至与肩同宽

① 呈站立姿势，面向前方，左手向上伸直，右臂屈肘右手扶左肘。

⏱ 训练时间　每组20~30秒，1~2组，间歇30秒

摆脱
撞击

拉伸过程中保持背部平直，避免塌腰、耸肩

最大幅度保持
20~30秒

感受背阔肌有中等程度的拉伸感！

中等　　强烈

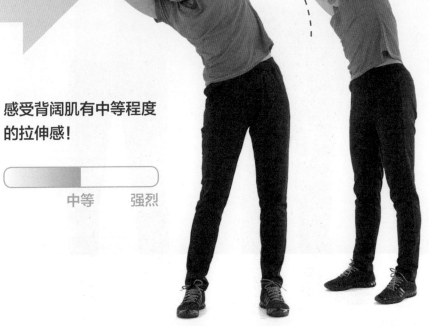

② 身体尽量向右侧弯曲，直到背阔肌有中等程度的拉伸感，保持动作20～30秒。然后回到初始姿势。另一侧动作要点相同。

动作 7

胸肌拉伸

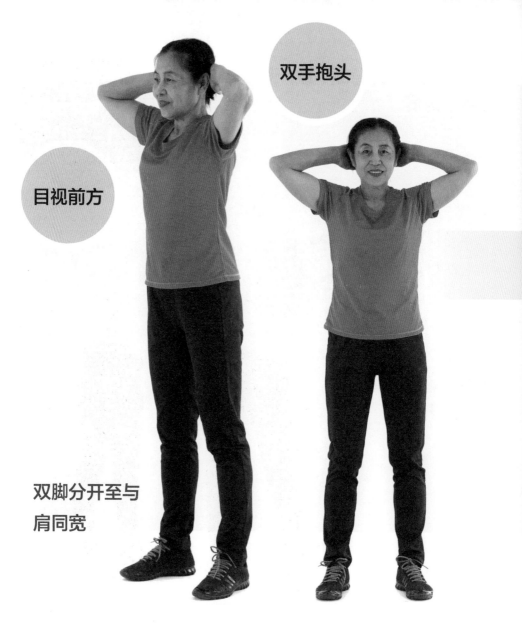

双手抱头

目视前方

双脚分开至与
肩同宽

1 呈站立姿势，面向前方，双臂屈肘，双手抱于头后。

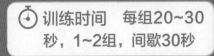

⏱ 训练时间　每组20~30秒，1~2组，间歇30秒

摆脱撞击

均匀呼吸

最大幅度保持
20~30秒

挤压肩胛骨

小提示

拉伸过程中保持腰背挺直。

感受胸肌有中等程度的拉伸感！

中等　　强烈

② 双臂同时向后打开，使肩胛骨向内挤压，直到胸肌有中等程度的拉伸感，保持动作20～30秒。

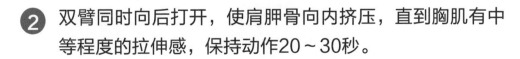

动作 8

肱二头肌拉伸

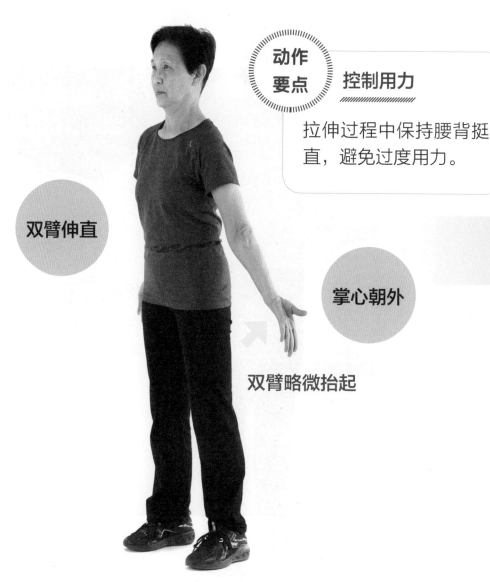

动作要点　**控制用力**

拉伸过程中保持腰背挺直，避免过度用力。

双臂伸直

掌心朝外

双臂略微抬起

① 呈站立姿势，双臂伸直，在身体两侧略微抬起，双手掌心朝向外侧。

训练时间　每组20~30秒，1~2组，间歇30秒

摆脱撞击

最大幅度保持 **20~30秒**

均匀呼吸

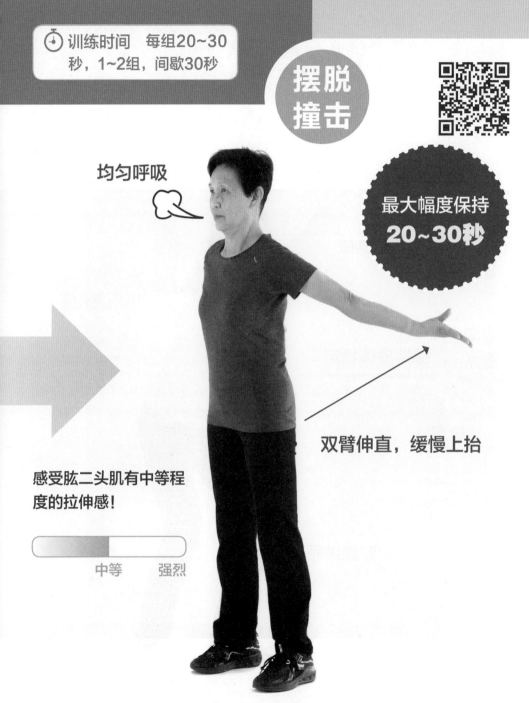

双臂伸直，缓慢上抬

感受肱二头肌有中等程度的拉伸感！

中等　　强烈

2　双臂保持伸直，缓慢向上抬起，直到肱二头肌有中等程度的拉伸感，保持动作20~30秒。

动作 9

站姿W字

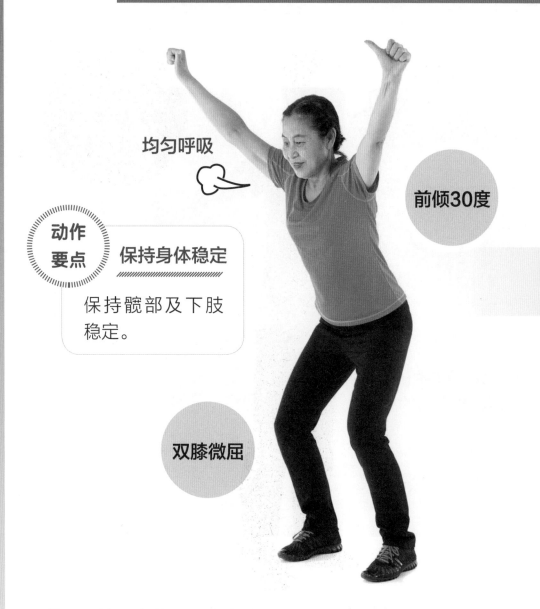

均匀呼吸

前倾30度

动作要点

保持身体稳定

保持髋部及下肢稳定。

双膝微屈

1 呈站立姿势，双脚距离与肩同宽。双膝微屈，上身前倾30度，双臂在头部两侧向侧上方伸直。

〰️重复次数　每组8~10次，1~2组，间歇30秒

摆脱撞击

最大幅度保持
1~2秒

W
↓　↓
双臂向内挤压肩胛骨

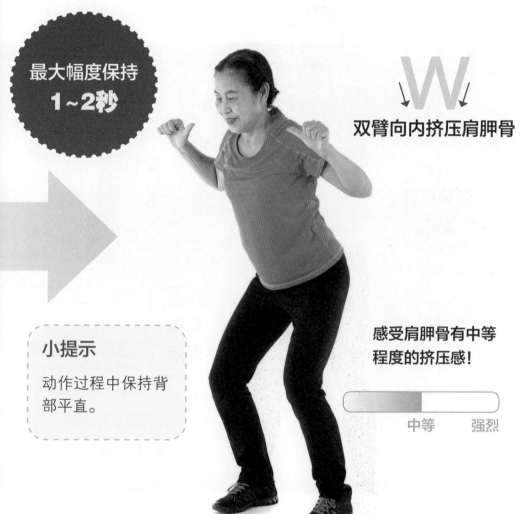

小提示
动作过程中保持背部平直。

感受肩胛骨有中等程度的挤压感！

中等　　强烈

② 双臂屈肘，下拉至与颈部及头部呈W字形，肩胛骨向内收紧，保持动作1~2秒。然后回到初始姿势，重复动作。

51

动作 10 手持饮料瓶单臂垂直外旋

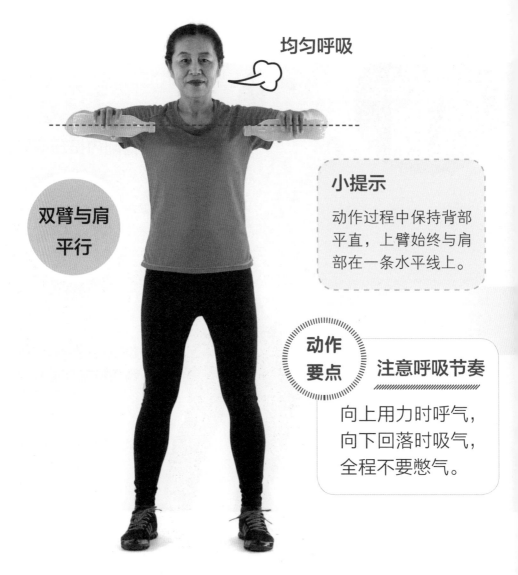

均匀呼吸

双臂与肩平行

小提示

动作过程中保持背部平直，上臂始终与肩部在一条水平线上。

动作要点 **注意呼吸节奏**

向上用力时呼气，向下回落时吸气，全程不要憋气。

① 呈站立姿势，面向前方。双臂侧平举，至与肩部在一条水平线上。双手握住饮料瓶，两侧肘关节屈曲90度，注意使前臂与地面保持平行。

重复次数　每组8~10次，1~2组，间歇30秒

摆脱撞击

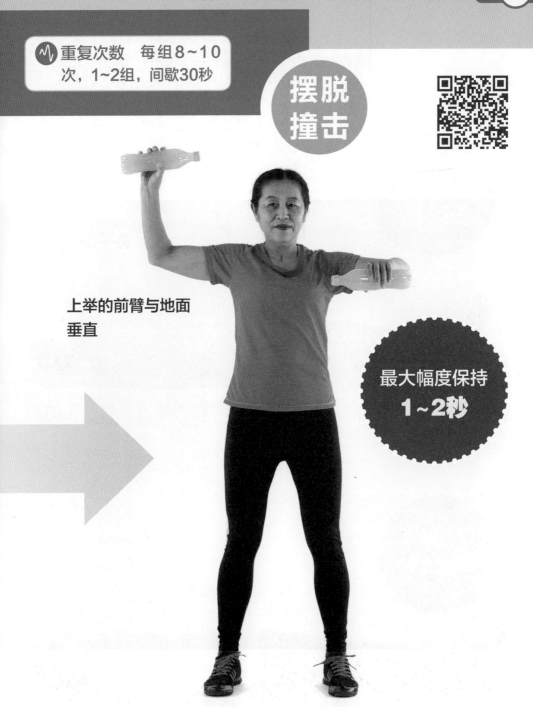

上举的前臂与地面垂直

最大幅度保持
1~2秒

❷ 右侧前臂向上旋转，至与地面基本垂直，保持动作1~2秒，再回到起始位置；换左侧前臂进行相同的动作。两侧交替，重复动作。

2.2 筛查 2 不合格——改善肩关节灵活性

动作 1 **仰卧式呼吸**

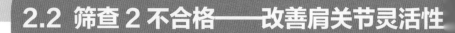

吸气时间
约4秒

屏气2秒

鼻子吸气

腹部鼓起,胸廓保持不动

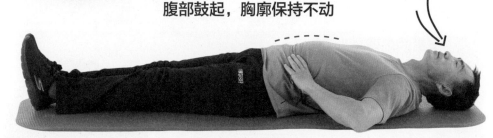

1 仰卧姿,双手放在腹部两侧。用鼻子缓慢吸气,用时约4秒,接着屏气2秒。

呼气时间
持续6秒

嘴巴呼气

呼气时收缩腹部

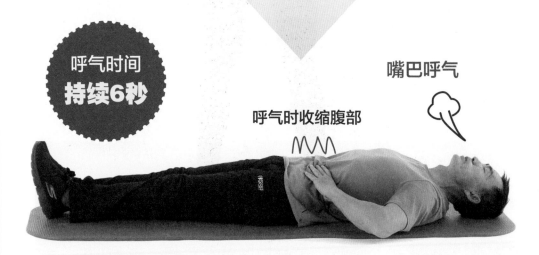

2 用嘴巴缓慢呼出气体,同时收缩腹部,尽量让气"吐"干净。整个呼气过程持续6秒。

重复次数　每组10~15次，2~3组，间歇30秒

灵活改善

下一个动作：　**动作 2**

泡沫轴松解胸椎周围软组织

见第36页

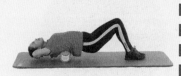

下一个动作：　**动作 3**

泡沫轴松解背阔肌

见第38页

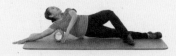

下一个动作：　**动作 4**

筋膜球松解胸肌

见第40页

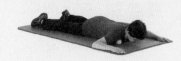

下一个动作：　**动作 5**

侧向伸展

见第44页

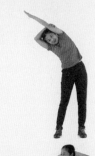

下一个动作：　**动作 6**

胸肌拉伸

见第46页

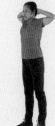

2.3　筛查 3 不合格——改善肩关节外旋活动度

动作 1　站姿呼吸

吸气时间
约4秒

屏气2秒

鼻子吸气

腹部鼓起

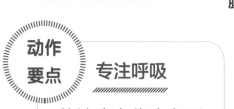

**动作
要点　专注呼吸**

将注意力集中在呼吸本身，胸廓尽量保持不动。

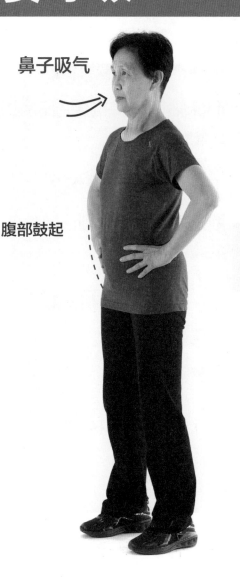

① 呈站立姿势，双手放在腹部两侧，身体放松。用鼻子缓慢吸气，用时约4秒，感受双手被腹部向上和向两侧顶起，接着屏气2秒。

重复次数　每组10~15次，2~3组，间歇30秒

外旋改善

呼气时间
持续6秒

嘴巴呼气

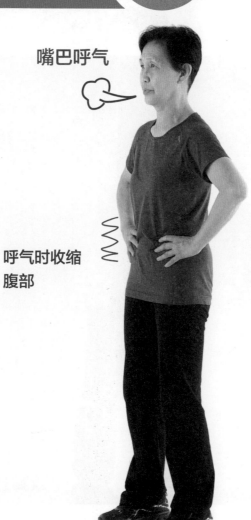

呼气时收缩
腹部

② 用嘴巴缓慢呼出气体，同时收缩腹部，尽量让气"吐"干净。整个呼气过程持续6秒。

动作 2

肩部下拉

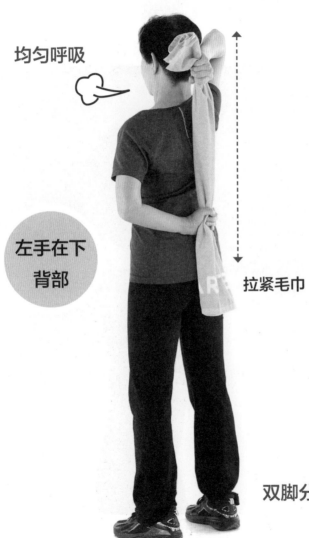

均匀呼吸

左手在下
背部

拉紧毛巾

双脚分开至与肩同宽

① 呈站立姿势，双脚分开至与肩同宽。双手分别紧握毛巾一端，右手位于颈后，左手位于下背部，拉紧毛巾。

⏱ 训练时间　每组20~30秒，1~2组，间歇30秒

外旋改善

最大幅度保持 **20~30秒**

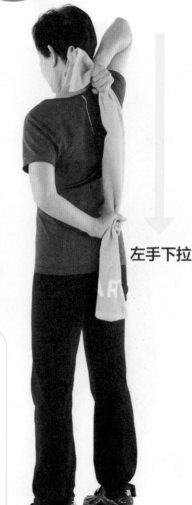

左手下拉

动作要点　拉伸时不要过度用力

过程中应感觉肌肉有拉伸感，但不要有明显疼痛。若出现明显的刺痛或不适（而非正常的酸痛感），应立即停止锻炼。

❷ 保持身体姿势不变，左手向下拉毛巾，帮助右臂下拉至最大幅度，保持动作20~30秒。然后回到初始姿势，重复动作。另一侧动作要点相同。

动作 3

靠墙天使

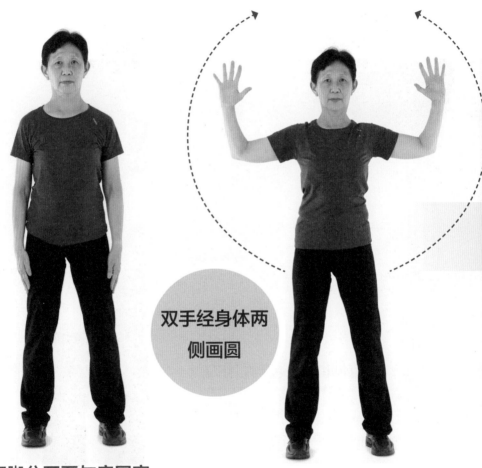

双手经身体两
侧画圆

双脚分开至与肩同宽

1 呈站立姿势，双脚分
开，靠墙壁站立，头
部、肩部、臀部、脚
跟紧贴墙壁。

2 双臂屈肘，上臂贴住墙壁向上
抬起，前臂尽量靠近墙壁。

重复次数 每组8~10次，1~2组，间歇30秒

外旋改善

最高点保持
1~2秒

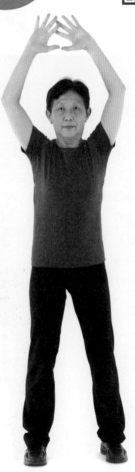

3 双臂贴墙向上滑动，在最高点保持动作1~2秒，充分伸展后缓缓放下手臂。重复动作。

下一个动作： **动作 4**

手持饮料瓶单臂垂直外旋

见第52页

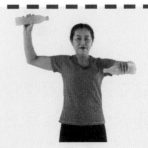

动作 5　**弹力带肩关节外旋**

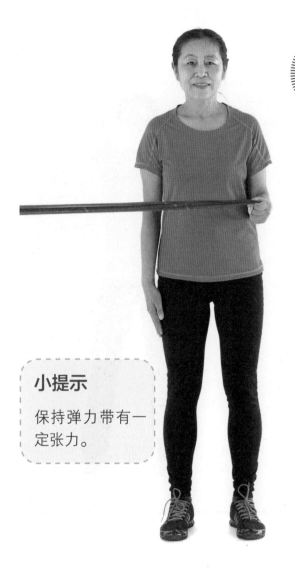

动作要点

控制身体

动作过程中躯干及下肢姿势不变，腹部收紧，上臂紧贴身体，旋转侧肘关节位置保持不变。

屈肘90度

小提示

保持弹力带有一定张力。

① 呈站立姿势，双脚分开至与肩同宽。左手屈肘90度握弹力带的一端，固定另一端，保持弹力带处于拉伸状态但不要绷得太紧。

重复次数　每组8～10次，1～2组，间歇30秒

外旋改善

最大幅度保持 **1～2秒**

用力时呼气

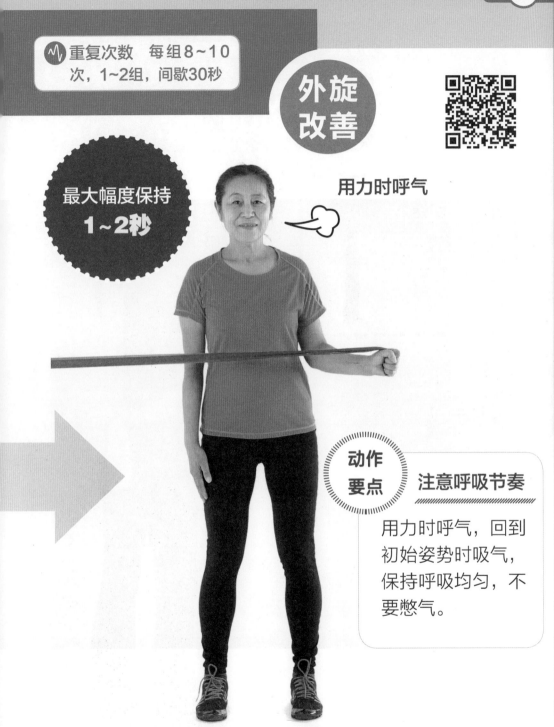

动作要点　**注意呼吸节奏**

用力时呼气，回到初始姿势时吸气，保持呼吸均匀，不要憋气。

❷ 左臂向外旋转至最大幅度，保持动作1～2秒。然后有控制地回到初始姿势，重复动作。另一侧动作要点相同。

2.4　筛查 4 不合格——改善肩关节内旋活动度

动作 2　肩部上提

第一个动作：**动作 1**

站姿呼吸

见第56页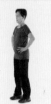

均匀呼吸

小提示

保持毛巾有一定张力。

左手在下
背部

① 呈站立姿势，双脚分开至与肩同宽。双手分别紧握毛巾一端，右手位于颈后，左手位于下背部，拉紧毛巾。

⏱ 训练时间　每组20~30秒，1~2组，间歇30秒

内旋改善

右手上提

最大幅度保持 **20~30秒**

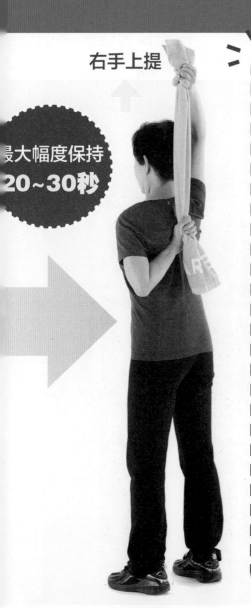

下一个动作：　**动作 3**

靠墙天使
见第60页

下一个动作：　**动作 4**

手持饮料瓶单臂垂直外旋
见第52页

下一个动作：　**动作 5**

弹力带肩关节外旋
见第62页

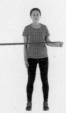

❷　保持身体姿势不变，右手向上拉毛巾，帮助右臂上提至最大幅度，保持动作20～30秒。然后回到初始姿势，重复动作。另一侧动作要点相同。

2.5 筛查5不合格——改善肩关节屈曲活动度

动作3 背阔肌拉伸

第一个动作：**动作1**

90-90呼吸

见第34页

下一个动作：**动作2**

泡沫轴松解背阔肌

见第38页

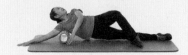

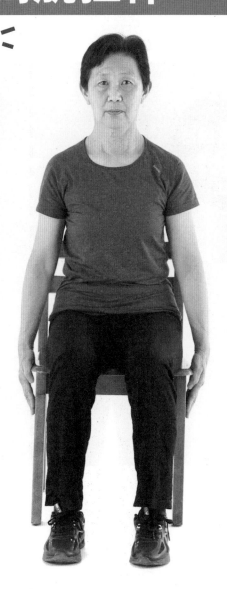

坐于椅子一半处

小提示

拉伸过程中保持背部平直，避免塌腰、耸肩。

1 在椅子上坐直，面向前方。

⏱ 训练时间 每组20~30秒，1~2组，间歇30秒

屈曲改善

感受背阔肌有中等程度的拉伸感！

均匀呼吸

中等　　强烈

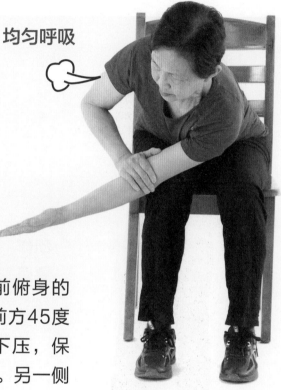

2 右手扶左肘，向前俯身的同时，左臂向右前方45度伸直，左肩尽量下压，保持动作20~30秒。另一侧动作要点相同。

下一个动作： **动作 4**

翻书练习

见第42页

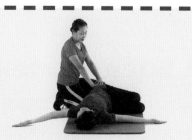

动作5

肱三头肌拉伸

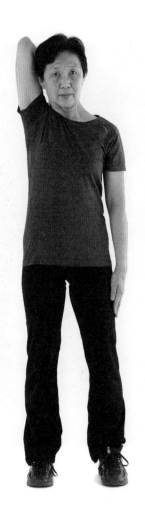

动作要点 **控制用力**

拉伸过程中保持腰背挺直，避免过度用力。

① 呈站立姿势，右臂屈肘置于头侧。

⏱ 训练时间　每组20~30秒，1~2组，间歇30秒

屈曲改善

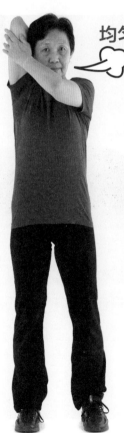

均匀呼吸

② 左手扶住右上臂并向后推，推至肱三头肌有中等程度的位伸感，保持动作20～30秒。回到初始姿势，重复动作。另一侧动作要点相同。

感受肱三头肌有中等程度的拉伸感！

中等　　　强烈

下一个动作：　**动作 6**

站姿W字

见第50页

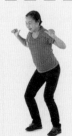

2.6 筛查6不合格——改善肩关节伸展活动度

动作1 鳄鱼式呼吸

吸气时间
约4秒

屏气2秒

呼气时间
持续6秒

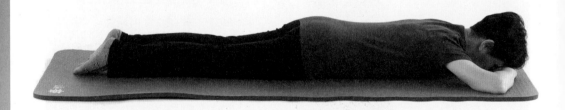

俯卧姿，双手叠放在额下，身体放松。用鼻子缓慢吸气，胸廓尽量保持不动，腹腔向两侧和背侧扩张顶起。用嘴巴缓慢呼出气体，同时收缩腹部，尽量让气"吐"干净。

**动作
要点**

注意呼吸节奏

吸气4秒、屏气2秒、呼气6秒。

🔊 重复次数　每组10~15次，2~3组，间歇30秒

伸展改善

下一个动作：　**动作 2**

泡沫轴松解胸椎周围软组织

见第36页

下一个动作：　**动作 3**

筋膜球松解胸肌

见第40页

下一个动作：　**动作 4**

胸肌拉伸

见第46页

下一个动作：　**动作 5**

肱二头肌拉伸

见第48页

下一个动作：　**动作 6**

站姿W字

见第50页

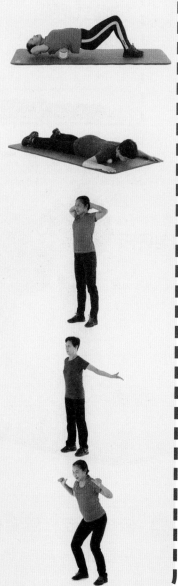

2.7 筛查7不合格——改善胸椎灵活性

动作3 猫式伸展

第一个动作：**动作1**

鳄鱼式呼吸

见第70页

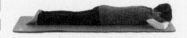

第二个动作：**动作2**

泡沫轴松解胸椎周围软组织

见第36页

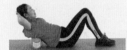

小提示

动作过程中保持腹部收紧，动作缓慢而有控制。

均匀呼吸

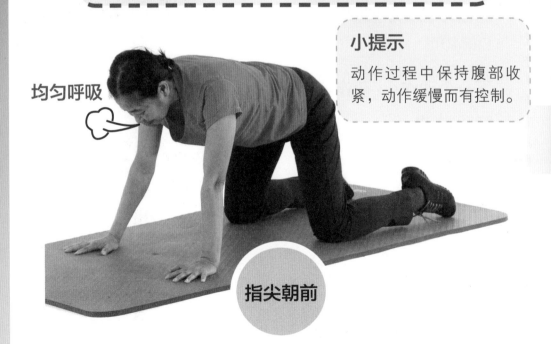

指尖朝前

1 俯撑跪姿，双臂伸直且位于肩关节正下方，背部保持平直。

重复次数　每组10~15次，2~3组，间歇30秒

胸椎改善

动作要点

头部随着身体上下移动

背部拱起时头向下，背部下压时头上抬。

背部拱起时吸气

保持时间 **2秒**

背部拱起

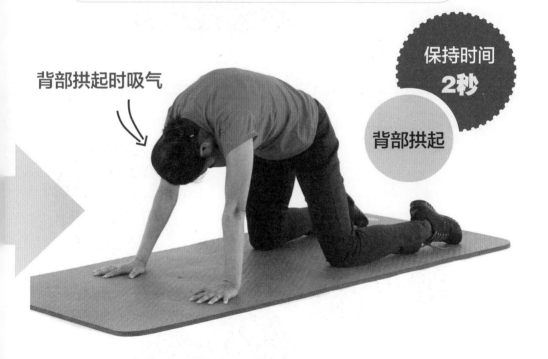

② 四肢姿势保持不变，在吸气的同时将背部向上拱起至最大限度，保持2秒。然后在呼气的同时将背部下压至最大限度，保持2 秒。重复动作。

动作 4 # 腰椎锁定胸椎旋转

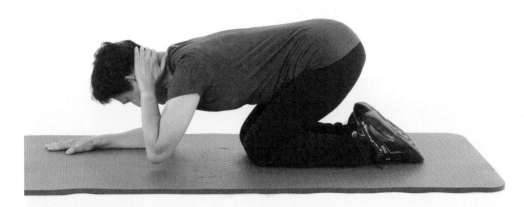

1 跪撑姿势，右臂屈肘且前臂撑地，左手扶于脑后，然后左臂屈肘上抬至与地面平行。

均匀呼吸

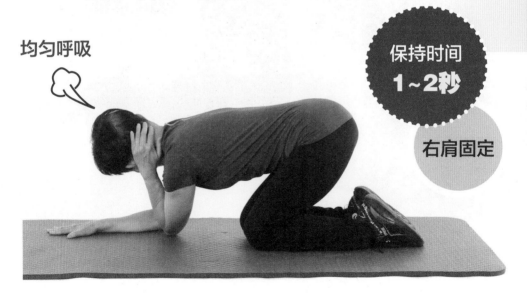

保持时间
1~2秒

右肩固定

2 保持右臂及右肩位置固定，在吸气的同时躯干向右旋转，左肩下压至最大限度，保持动作1~2秒。

重复次数　每组8~10次，1~2组，间歇30秒

胸椎
改善

小提示
动作过程中保持髋部及下肢姿势不变，头部跟随躯干的旋转同步转动。

保持时间
1~2秒

不要撅臀部

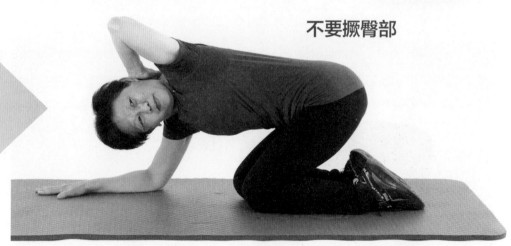

③ 继续保持右臂及右肩位置固定，在呼气的同时躯干向左旋转，左肩上抬至最大限度，保持动作1~2秒。重复动作，另一侧动作要点相同。

动作 5

抗阻胸椎旋转

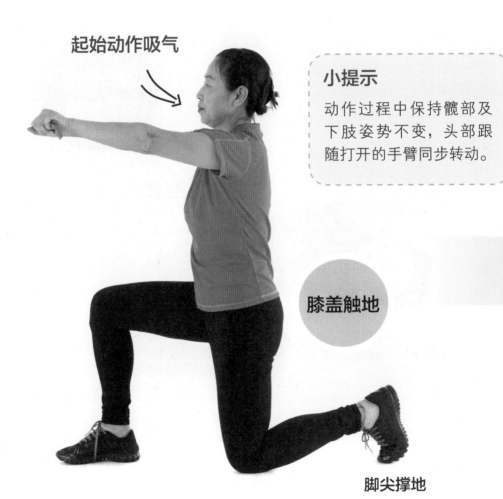

起始动作吸气

小提示

动作过程中保持髋部及下肢姿势不变，头部跟随打开的手臂同步转动。

膝盖触地

脚尖撑地

① 弓步姿势，右腿屈膝在前，左腿屈膝在后且膝关节触地，左脚脚尖撑地，双手各握弹力带一端，双臂向前水平伸直。

重复次数 每组8~10次，1~2组，间歇30秒

胸椎改善

保持时间
1~2秒

右肩固定

手臂打开时呼气

② 保持右臂伸直、右肩位置固定，在呼气的同时躯干向左旋转，左臂缓慢地向左打开至最大限度，保持动作1~2秒。回到初始姿势，重复动作，另一侧动作要点相同。

动作 6

麻花拉伸

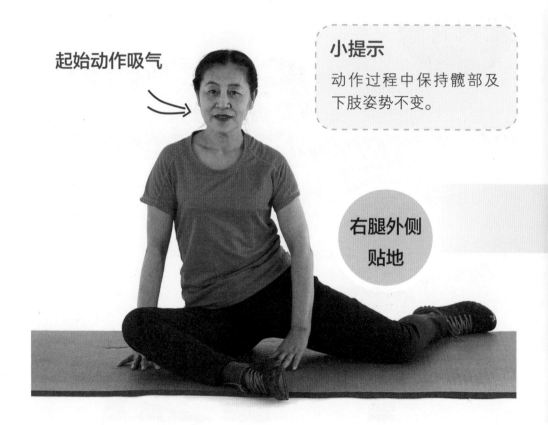

起始动作吸气

小提示

动作过程中保持髋部及下肢姿势不变。

右腿外侧贴地

① 坐姿，左腿弯曲90度，左腿内侧贴在瑜伽垫上，右腿弯曲90度。腰背挺直并后倾，右臂于体侧伸直支撑，左臂于体前伸直。

⏱ 训练时间　每组8~10次，1~2组，间歇30秒

胸椎改善

转身时呼气

保持时间 1~2秒

躯干转到最大限度

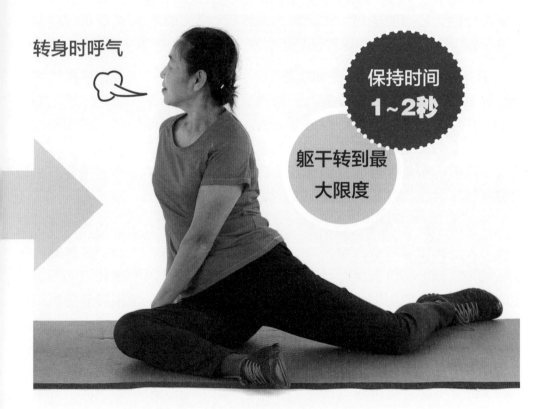

2 保持右臂伸直，在呼气的同时躯干向右旋转至最大限度，左手随之向右后方移动至右手旁，保持动作1~2秒。回到初始姿势，重复动作，另一侧动作要点相同。

2

开始锻炼后肌肉感到有些酸痛，还可以继续吗？

参加锻炼的人都会有一个共同经历，即刚开始锻炼时，每次锻炼后身体局部会感到轻微的酸痛。中老年人锻炼后也是如此。那么这种轻微酸痛感是什么原因造成的呢？这种情况下，锻炼还可以继续下去吗？

首先自己要感受这些酸痛感是来自肌肉还是关节，如果是肌肉有酸痛感，那是身体的一种正常反应，一般情况下刚开始锻炼，肌肉出现轻微酸痛感是正常的，锻炼完全可以进行下去。这是因为长期没有锻炼的肌肉，需要有一个适应过程，锻炼几次肌肉逐渐适应后就没有酸痛感了。在肌肉适应了当前的锻炼强度后，当你开始提升锻炼强度时，肌肉还是会产生轻微酸痛感，因为肌肉需要适应新的锻炼强度。

但如果是关节有不适或者疼痛的感觉，那就要小心了。首先暂停之前的锻炼，进行休息或者医学检查，不要盲目进行锻炼。关节产生疼痛，可能是因为关节结构位置出现异常，一般应先进行泡沫轴滚压和拉伸等灵活性练习，改善关节周围肌肉张力，恢复关节正常位置，增加关节内组织液的分泌，然后先进行低强度锻炼，再逐渐增加锻炼强度；也可能是因为热身不充分，或者根本没有进行热身就开始锻炼。热身能让血液流通更快，肌肉弹性提升，关节更加润滑，从而为运动做好准备，减少运动损伤。对于中老年人来说，要选择强度低的、全身都能活动到的热身动作，并且动作速度要慢一些。

中老年人在锻炼时，一定要从自身实际情况出发，如果存在锻炼时有心绞痛经历，近期曾有心脏疼痛经历，因眩晕而失去意识经历，关节、骨头有问题，或在吃控制血压的药等情况，在进行锻炼前最好咨询医生。

在锻炼的过程中，关节不应出现明显的疼痛，疼痛是身体的一种自我保护机制；锻炼的强度也要逐步提升，不要急于求成，突然大幅度提升强度，这样容易造成损伤。一步一步来，总会达到预期目标的。

3 第3章

一步一步跟着练！
缓解肩痛就这么简单

缓解肩痛，并没有想象中那么难。在经过肩关节功能筛查并了解了自己肩部的薄弱环节之后，只需要一步一步跟着练，时刻倾听身体的反馈，体会身体的变化，就能使肩痛慢慢得到缓解。

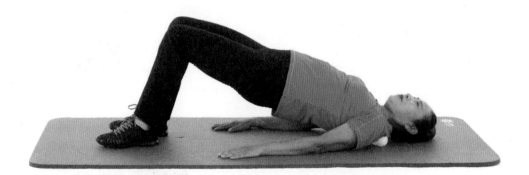

3.1 缓解肩痛（基础篇）

动作 5 　**筋膜球松解上斜方肌**

第一个动作：　**动作 1**

仰卧式呼吸

见第54页

第二个动作：　**动作 2**

泡沫轴松解胸椎周围软组织

见第36页

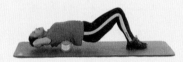

第三个动作：　**动作 3**

泡沫轴松解背阔肌

见第38页

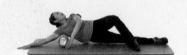

第四个动作：　**动作 4**

筋膜球松解胸肌

见第40页

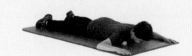

⏱ 训练时间 每组30~60
秒，1~2组，间歇30秒

基础
练习

掌心朝下

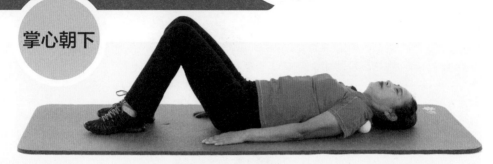

① 仰卧姿，双腿略微打开，屈膝，双臂放在身体两侧。在
左侧上背部，颈部和肩部中间的位置压住一个筋膜球。

最大幅度保持
30~60秒

均匀呼吸，不憋气

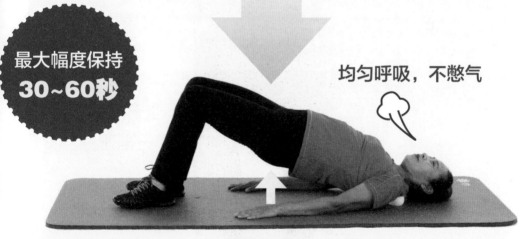

臀部上抬

② 双臂、双腿撑地，臀部上抬，使更多体重压在筋膜球
上，并利用身体抬起的高度调整按压的强度。另一侧动
作要点相同。

动作6

颈部侧向拉伸

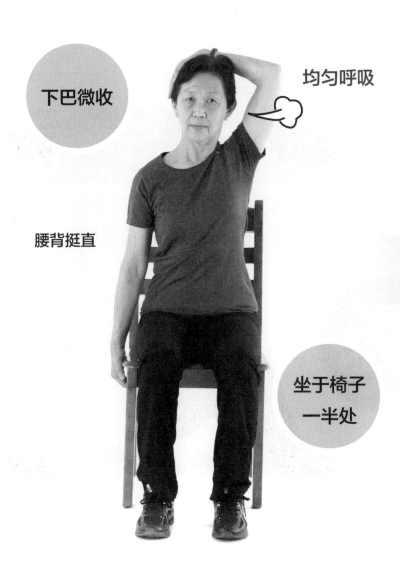

下巴微收

均匀呼吸

腰背挺直

坐于椅子
一半处

① 在椅子上坐直，右手扶椅，左手越过头部上方，扶住头
部右侧。

⏱ 训练时间　每组20~30
秒，1~2组，间歇30秒

基础
练习

小提示

若出现明显的刺痛或
不适（而非正常的酸
痛感），应立即停止
锻炼。

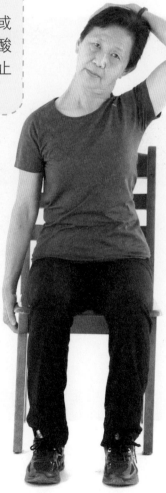

最大幅度保持
20~30秒

**感受颈部侧面肌肉有中
等程度的拉伸感！**

中等　　强烈

双脚踩实地面

② 左手向左拉伸头部，使颈部右侧肌肉有中等程度的拉伸
感，保持动作20～30秒。另一侧动作要点相同。

动作 7 仰卧双手拉毛巾划臂练习

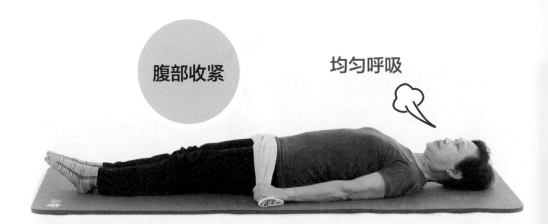

腹部收紧

均匀呼吸

① 仰卧姿，双腿并拢，腹部收紧，双手放在身体两侧，各握毛巾的一端。

动作要点

量力而为

动作要稳定、缓慢，根据自身身体状况，达到个人的最大幅度就可以。

重复次数　每组8~10次，1~2组，间歇30秒

基础
练习

小提示

锻炼过程中不要出现明显疼痛。

向外侧拉紧毛巾

最大幅度保持
1~2秒

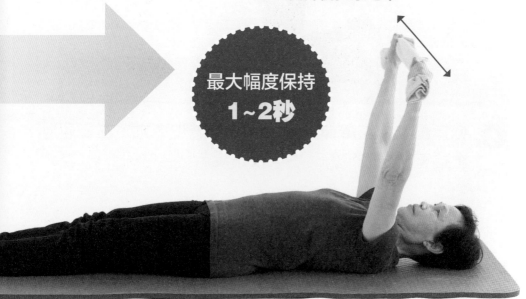

2 双手向外拉紧毛巾，保持双臂伸直，向头顶上方伸展，伸展至尽量接近地面，在最大幅度位置保持动作1~2秒。然后回到初始姿势，重复动作。

动作 8

跪撑胸椎旋转

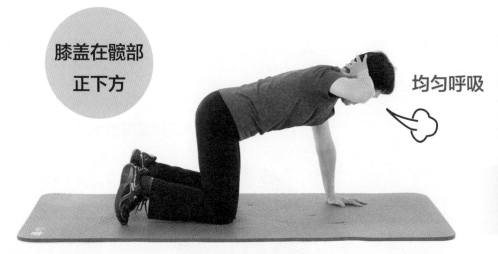

膝盖在髋部
正下方

均匀呼吸

1 俯撑跪姿，左臂伸直且位于肩关节正下方，右臂屈肘上抬至与地面平行，右手扶于头后。

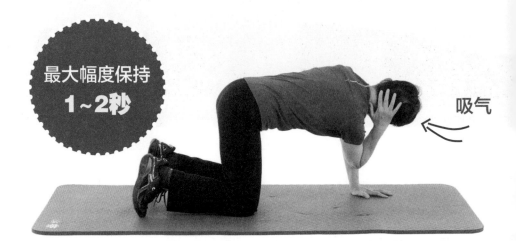

最大幅度保持
1~2秒

吸气

2 保持左臂伸直且左肩位置固定，在吸气的同时躯干向左旋转，右肩下压至最大幅度，保持动作1~2秒。

〽️ **重复次数** 每组8~10次，1~2组，间歇30秒

基础练习

最大幅度保持 **1~2秒**

呼气

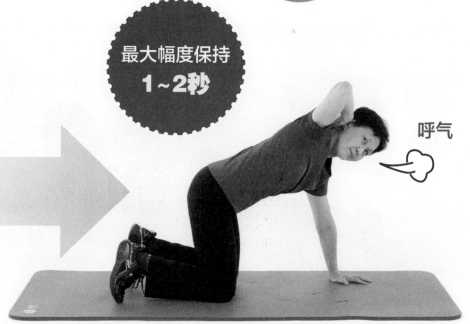

③ 继续保持左臂伸直且左肩位置固定，在呼气的同时躯干向右旋转，右肩上抬至最大幅度，保持动作1~2秒。另一侧动作要点相同。

动作要点

髋部及下肢保持不动

动作过程中髋部及下肢姿势保持不变，头部跟随躯干的旋转而转动。

动作 9

俯卧W字

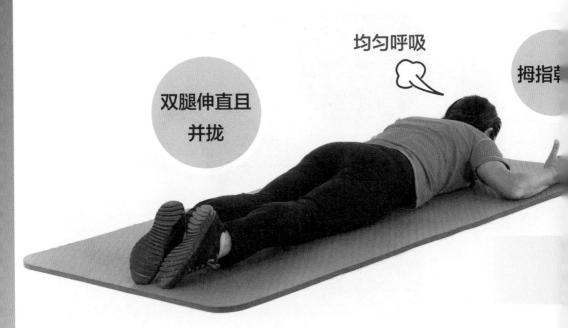

双腿伸直且
并拢

均匀呼吸

拇指

① 俯卧姿，双臂屈肘，置于身体两侧，双手四指握拳、拇指朝上。

动作要点

保持身体稳定

动作过程中保持身体稳定，背部平直，拇指始终朝上。

重复次数 每组8~10次，1~2组，间歇30秒

基础练习

最大幅度保持 **1~2秒**

W

手臂向内挤压肩胛骨

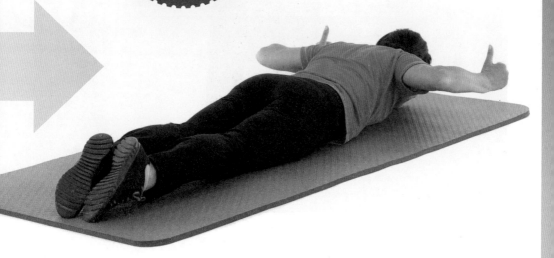

② 肩胛骨向内收紧，双臂上抬并后拉至与颈部及头部呈W字形，保持动作1~2秒。然后回到初始姿势，重复动作。

动作10 坐姿弹力带直臂水平拉左右转头

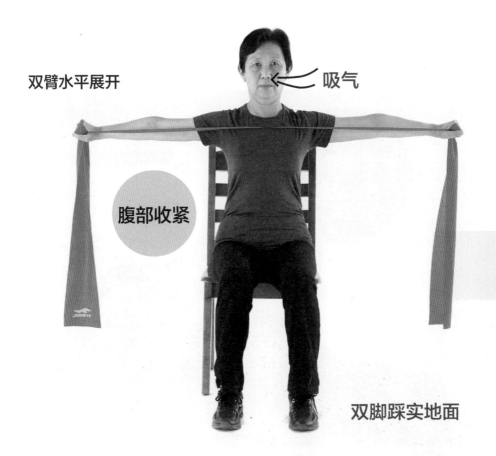

双臂水平展开

吸气

腹部收紧

双脚踩实地面

① 在椅子上坐直，双手拉住弹力带两端，腹部收紧。

动作要点

注意呼吸节奏

不要憋气，用力时呼气，回到初始姿势时吸气。

重复次数　每组8~10
次，1~2组，间歇30秒

基础
练习

小提示
头部要有控制地回到初始姿势，速度不宜
过快。

最大幅度保持
1~2秒

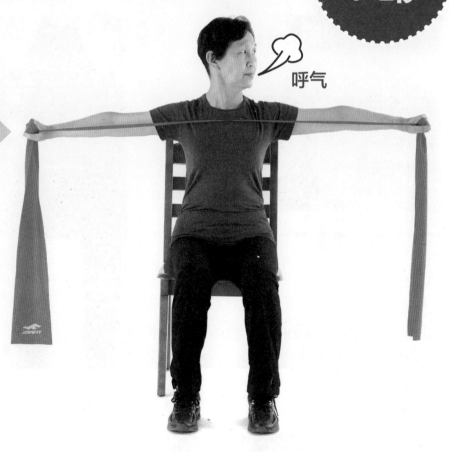

呼气

2 双手向两侧水平拉开弹力带，直至最大幅度。头部向左
转到最大幅度，保持动作1~2秒，回正，再向右转到最
大幅度。然后回到初始姿势，重复动作。

3.2 缓解肩痛（进阶篇）

动作3 **颈部前侧、后侧、两侧拉伸**

前侧

均匀呼吸

第一个动作：**动作1**

90-90呼吸

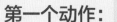

见第34页

第二个动作：**动作2**

翻书练习

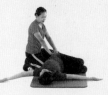

见第42页

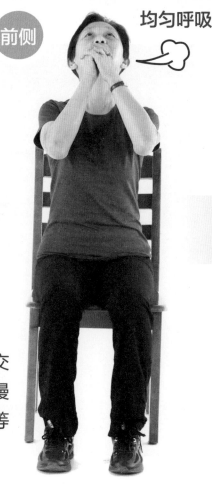

前侧：在椅子上坐直，双手十指交叉，将双手拇指放在下颌下方，慢慢向上托起头部，直到颈部前方有中等程度的拉伸感，保持动作20~30秒。

动作要点 拉伸力度要适中

拉伸不要过度用力，应感觉肌肉有拉伸感，但不要有明显疼痛。

进阶练习

后侧

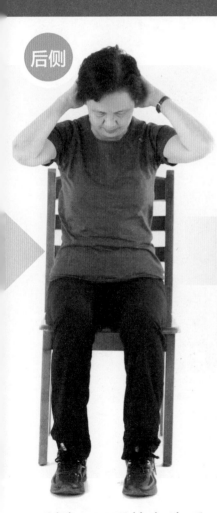

两侧

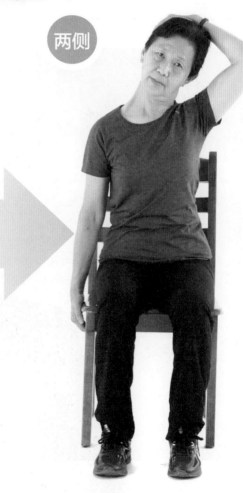

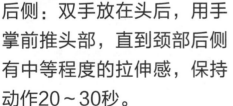

后侧：双手放在头后，用手掌前推头部，直到颈部后侧有中等程度的拉伸感，保持动作20~30秒。

两侧：右手扶椅，左手越过头部上方，扶头部右侧；左手向左拉头部，直到颈部右侧有中等程度的拉伸感，保持动作20~30秒。另一侧动作要点相同。

动作 5

坐姿胸肌拉伸

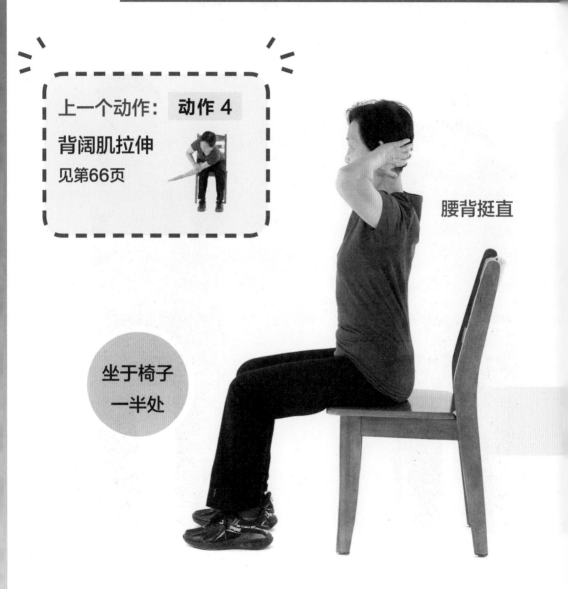

上一个动作：**动作 4**

背阔肌拉伸
见第66页

腰背挺直

坐于椅子
一半处

1 在椅子上坐直，面向前方，双臂屈肘，双手抱于头后。

⏱ 训练时间　每组20~30秒，1~2组，间歇30秒

进阶练习

小提示

拉伸过程中保持腰背挺直。

均匀呼吸

感受胸肌有中等程度的拉伸感！

中等　强烈

最大幅度保持 **20~30秒**

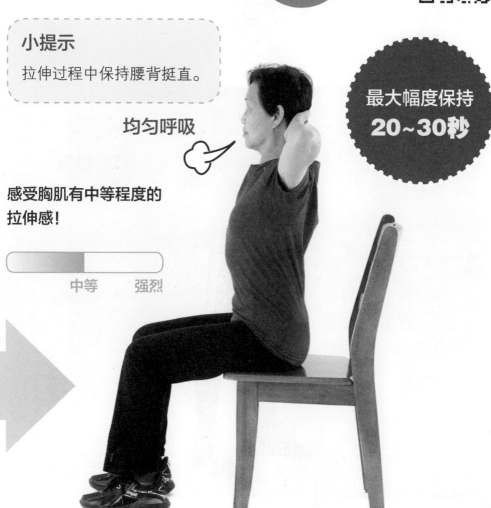

② 双臂同时向后打开至最大幅度，使肩胛骨向内挤压，保持动作20~30秒。

动作6 # 体后拉毛巾直臂上抬

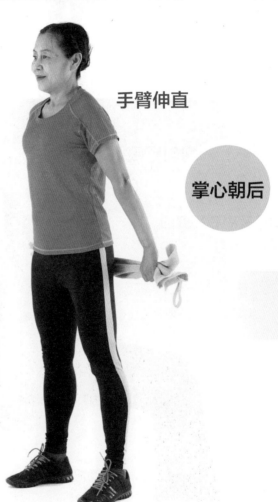

手臂伸直

掌心朝后

① 呈站立姿势，双脚分开至与肩同宽，双手分别紧握毛巾一端，置于身后。

动作要点 **拉伸力度要适中**

拉伸不要过度用力，应感觉肌肉有拉伸感，若出现明显的刺痛或不适（而非正常的酸痛感），应立即停止锻炼。

⏱ 训练时间　每组20~30秒，1~2组，间歇30秒

进阶练习

均匀呼吸

最大幅度保持
20~30秒

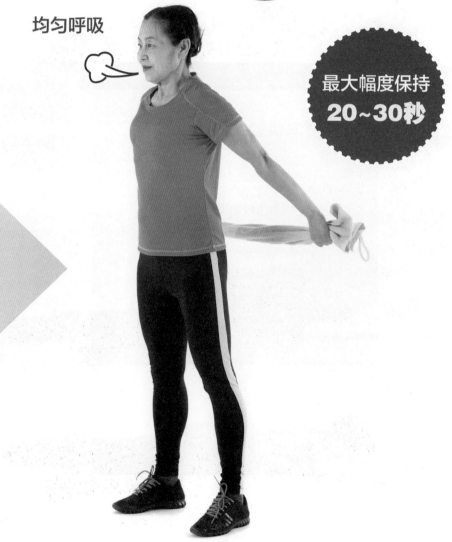

② 保持双臂伸直，双手从身体后方向上抬至最大幅度，保持动作20~30秒。然后回到初始姿势，重复动作。

动作 7

左上肢主导翻滚

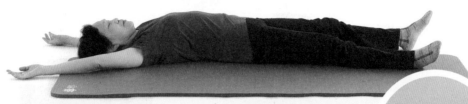

① 仰卧姿，双臂向头顶方向伸直，双腿伸展开。

模仿伸懒腰的姿势

均匀呼吸

左手带动转体

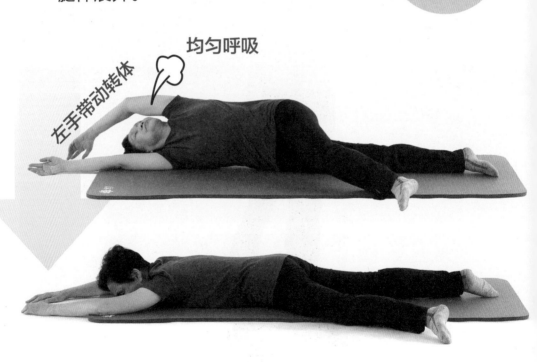

② 左手向右摆动，带动整个身体向右转，变为俯卧姿。

重复次数 每组8~10次，1~2组，间歇30秒

进阶练习

动作要点

左手主导转身

左手发力左右摆动时，身体其他部位放松，腹部收紧。

腹部收紧

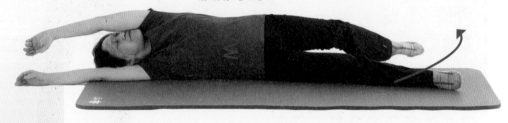

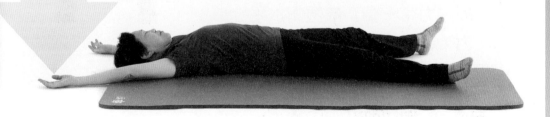

3 接着左手向相反方向摆动，带动身体向左转，变为仰卧姿。重复动作，另一侧动作要点相同。

动作 10 拉弹力带左右转头

目视前方

下一个动作： **动作 8**

靠墙天使

见第60页

下一个动作： **动作 9**

手持饮料瓶单臂垂直外旋

见第52页

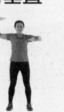

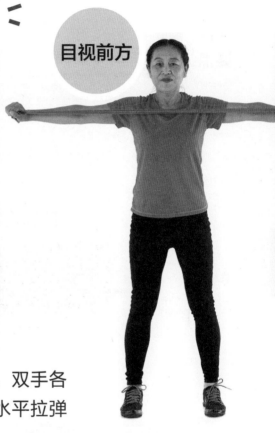

❶ 呈站立姿势，面向前方，双手各握弹力带一端，向两侧水平拉弹力带，直至最大幅度。

动作要点 循序渐进

根据自身情况进行锻炼，活动幅度逐渐增加，锻炼过程中不要引起疼痛，如果有任何不适请立即停止锻炼。

重复次数 每组8～10次，1～2组，间歇30秒

进阶练习

最大幅度保持 1~2秒

均匀呼吸

腹部收紧

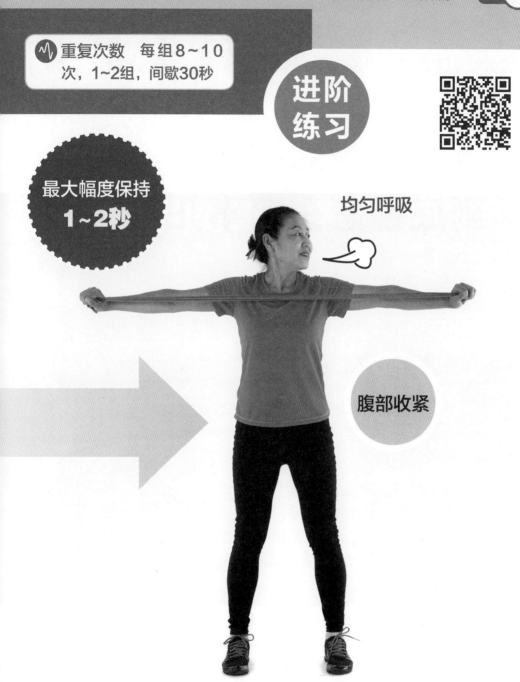

② 头部慢慢左转90度，保持动作1～2秒，回正，再慢慢右转90度。然后回到初始姿势，重复动作。

3

难缠的肩周炎，
到底是怎么回事儿?

在生活中，我们经常听到肩周炎这种病症，并且周围也有很多人罹患肩周炎。那么肩周炎到底是什么病呢?

肩周炎指肩关节周围组织有了无菌性炎症。得了肩周炎，除了肩部有痛感之外，还会感到肩部活动不再那么灵活，肩部无力，甚至日常活动都会受到很大影响。

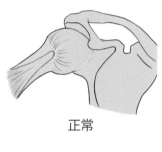

正常

肩周炎是如何发生的呢? 目前肩周炎的病因尚未完全明确，肩关节曾受外伤、长期姿势不正确、软组织退行性病变、做过肩部手术等，都是导致肩周炎的因素。

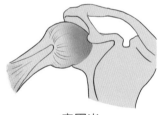

肩周炎

肩周炎病情急发疼痛期间，首先要进行影像学和医学诊断，是否需要手术治疗应听从医生的建议。医生建议非手术治疗的患者，需要卧床休息，并进行药物、理疗等医学治疗。当疼痛等级下降到4级以下、病情逐渐稳定下来时，患者可以进行一些简单的功能锻炼。注意要先选择无痛、安全的练习动作，再逐步增加练习的难度和强度。

第 4 章

不再找借口！
日常锻炼就能预防肩痛

　　针对肩痛，最好的方法是预防。在日常生活中进行各种活动时，我们也可以将其当作锻炼机会，坚持正确的练习，以达到预防肩痛的目的。

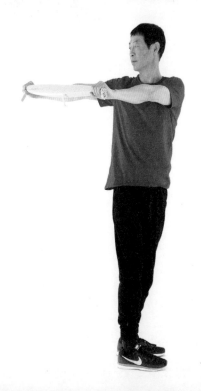

4.1 综合锻炼 1——资深钓友必做

动作 2　躯干旋转

本节使用的毛巾和弹力带均可用钓鱼杆替代。

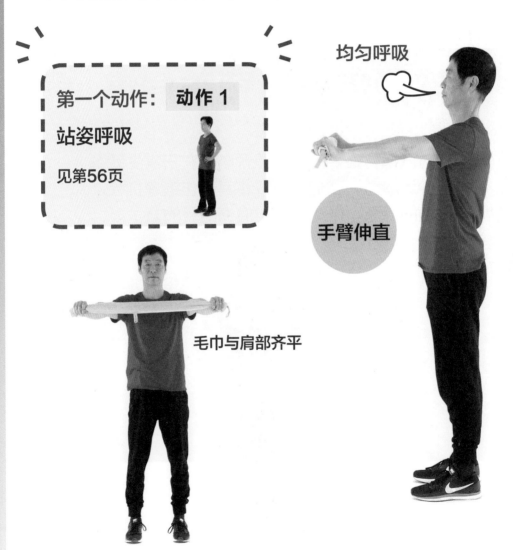

第一个动作：**动作 1**

站姿呼吸

见第56页

均匀呼吸

手臂伸直

毛巾与肩部齐平

1 呈站立姿势，双脚分开至与肩同宽，双手分别紧握毛巾一端，双臂从身前抬起至与肩部齐平。

重复次数 每组8~10次，1~2组，间歇30秒

钓友
必做

最大幅度保持
1~2秒

双臂姿势
不变

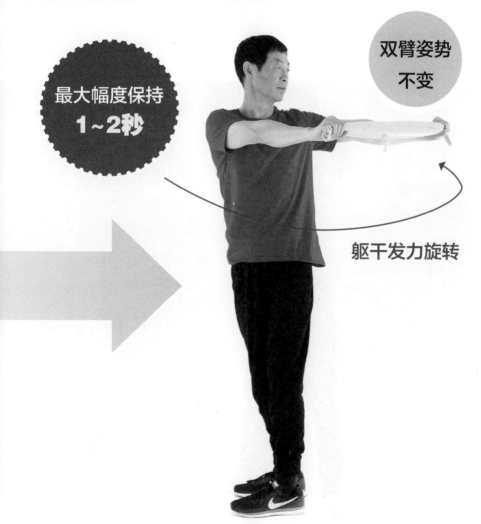

躯干发力旋转

2 保持双臂姿势不变，躯干发力向左侧旋转，左手用力向
左侧拉动毛巾至最大幅度。然后回到起始位置，另一侧
动作要点相同，重复动作。

动作 3

躯干侧面拉伸

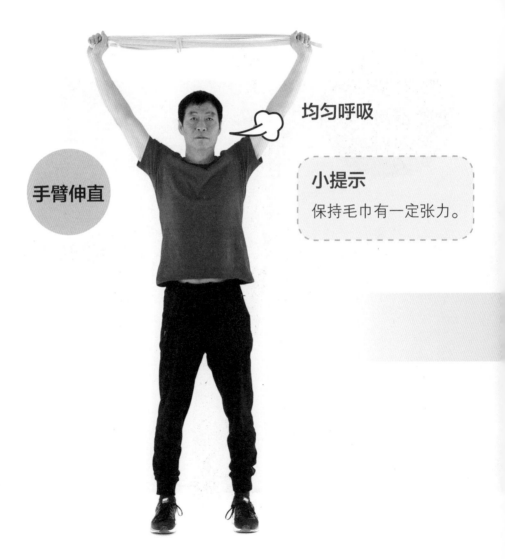

均匀呼吸

手臂伸直

小提示
保持毛巾有一定张力。

① 呈站立姿势，双脚分开至与肩同宽，双手分别紧握毛巾一端，双臂向头上方伸展，使双臂与躯干呈Y字形。

🕐 训练时间　每组20~30
秒，1~2组，间歇30秒

钓友
必做

**动作
要点**

缓慢拉伸

拉伸毛巾的手匀速
用力，逐渐增加力
度和拉伸幅度。

感受侧面拉伸

左手拉动毛巾
带动身体

最大幅度保持
20~30秒

② 保持双臂姿势不变，躯干向左侧屈曲，左手用力向左侧
　拉动毛巾至最大幅度。然后回到起始位置，另一侧动作
　要点相同。

动作 4 # 体前拉毛巾直臂上抬

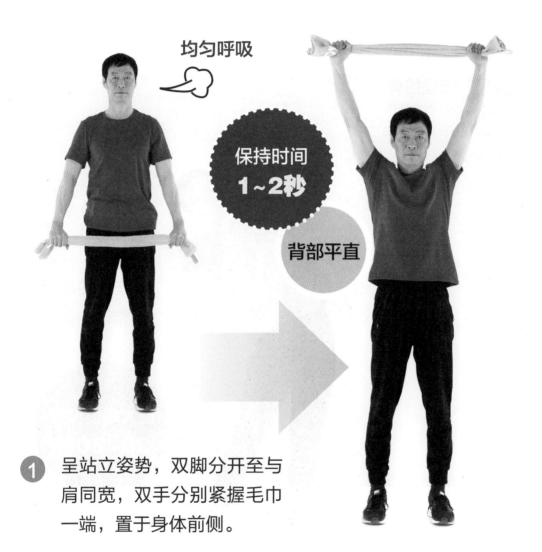

均匀呼吸

保持时间
1~2秒

背部平直

1 呈站立姿势，双脚分开至与肩同宽，双手分别紧握毛巾一端，置于身体前侧。

小提示

手臂即使在上抬过程中也要保持伸直。

2 保持双臂伸直，双手从身体前方上举至头顶。然后回到起始位置，重复动作。

⏱ 训练时间　每组8~10次，1~2组，间歇30秒

钓友必做

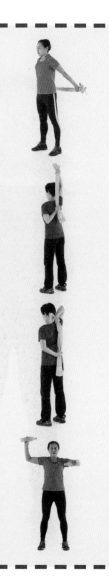

下一个动作：　**动作 5**

体后拉毛巾直臂上抬

见第98页

下一个动作：　**动作 6**

肩部上提

见第64页

下一个动作：　**动作 7**

肩部下拉

见第58页

下一个动作：　**动作 8**

手持饮料瓶单臂垂直外旋

见第52页

4.2 综合锻炼 2——轻松提重物，浇花、换花盆儿不是事儿

动作 1 **弹力带Y字激活**

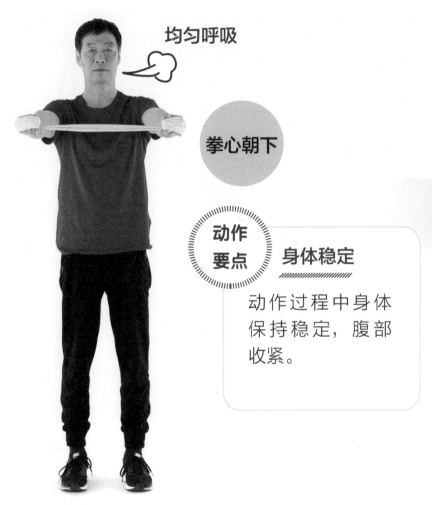

均匀呼吸

拳心朝下

动作要点 身体稳定

动作过程中身体保持稳定，腹部收紧。

① 呈站立姿势，双脚分开至与肩同宽，双臂向前伸直平举，双手分别握住弹力带的一端，使弹力带具有一定张力。

重复次数　每组8~10次，1~2组，间歇30秒

提重锻炼

上举时肩胛骨收紧

用力时呼气

保持时间
1~2秒

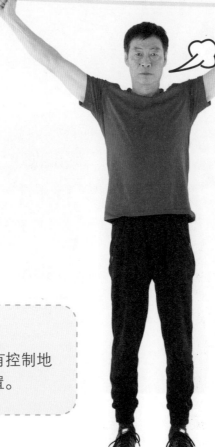

小提示
动作结束后有控制地回到起始位置。

② 保持手臂伸直，双臂上举至头部两侧且与躯干呈Y字形，保持动作1~2秒，重复动作。

动作 2

弹力带W字下拉

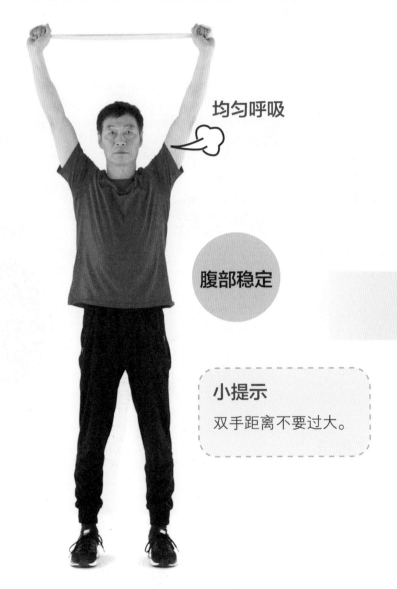

均匀呼吸

腹部稳定

小提示

双手距离不要过大。

① 呈站立姿势，双脚分开至与肩同宽，双臂伸直上举至头部两侧且与躯干呈Y字形，双手拳心向前并分别握住弹力带的一端，使弹力带具有一定张力。

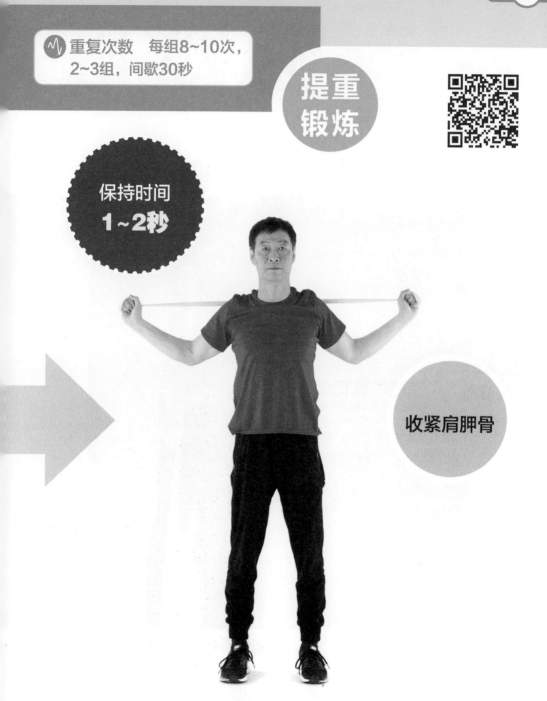

重复次数　每组8~10次，2~3组，间歇30秒

提重锻炼

保持时间
1~2秒

收紧肩胛骨

② 肩胛骨收紧，在头后双臂屈肘下拉弹力带，使双臂与颈部及头部呈W字形，保持动作1~2秒。然后回到起始位置，重复动作。

动作 3

弹力带双臂弯举

均匀呼吸

不要耸肩

腰背挺直

动作要点

注意呼吸节奏

保持呼吸均匀，不要憋气；用力时呼气，回到起始位置时吸气。

① 呈站立姿势，双脚踩住弹力带中间部分，双手分别紧握弹力带一端，双臂自然下垂，保持弹力带有一定张力。

重复次数　每组8~10次，1~2组，间歇30秒

提重锻炼

用力时呼气

拳心相对

保持时间
1~2秒

上臂夹紧
身体

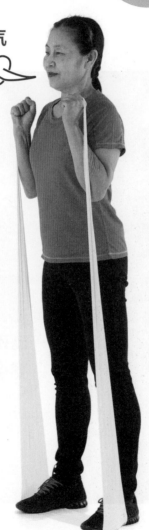

2 保持身体姿势不变，双臂屈肘发力，向上拉弹力带至最大幅度，保持动作1~2秒。然后回到起始位置，重复动作。

动作 4

弹力带头后伸展

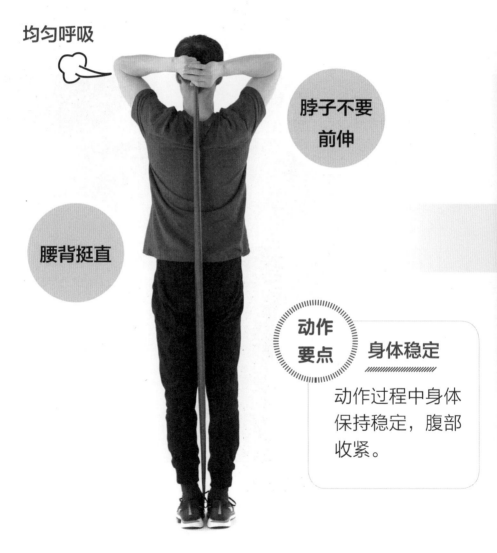

均匀呼吸

脖子不要前伸

腰背挺直

动作要点 身体稳定

动作过程中身体保持稳定，腹部收紧。

① 呈站立姿势，双腿并拢，一侧脚踩住弹力带一端，双臂向上抬起并向后屈曲。双手在头后紧握住弹力带另一端，保持弹力带有一定张力。

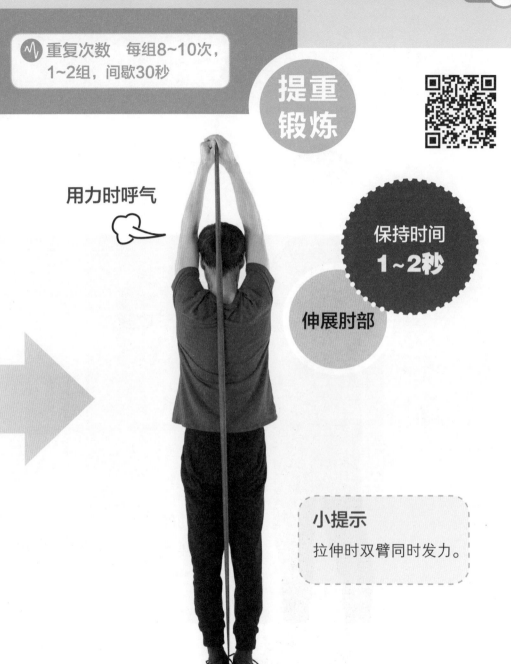

重复次数　每组8~10次，
1~2组，间歇30秒

提重
锻炼

用力时呼气

保持时间
1~2秒

伸展肘部

小提示

拉伸时双臂同时发力。

② 保持身体姿势不变，上臂发力，伸展肘部至手臂完全伸
直，保持动作1~2秒。然后回到起始位置，重复动作。

动作 5

弹力带深蹲

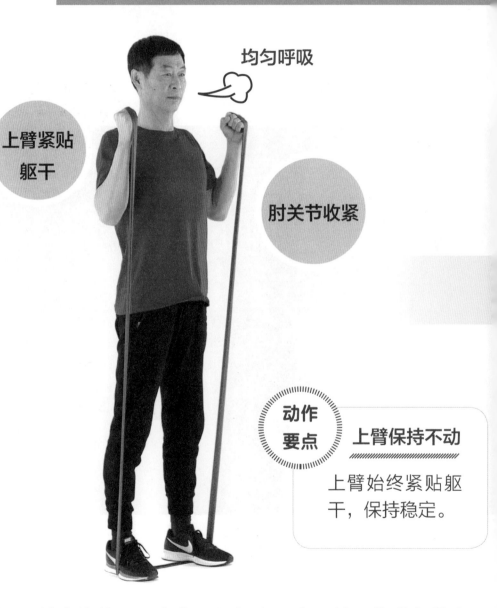

均匀呼吸

上臂紧贴躯干

肘关节收紧

动作要点 上臂保持不动

上臂始终紧贴躯干，保持稳定。

① 呈站立姿势，双脚分开至与肩同宽，并踩住弹力带中段。双手分别紧握弹力带一端，肘关节屈曲收紧，保持弹力带有一定张力。

重复次数　每组8~10次，
1~2组，间歇30秒

提重
锻炼

保持时间
1~2秒

躯干前倾 ➡

屈髋屈膝

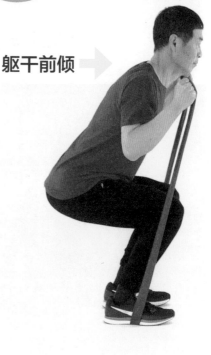

大腿与地面接近平行

② 身体屈髋屈膝，同时躯干向前略微倾斜，下蹲至大腿
与地面接近平行，保持动作1~2秒。然后臀部与腿部
发力，有控制地回到起始位置，重复动作。

动作 6

弹力带前推

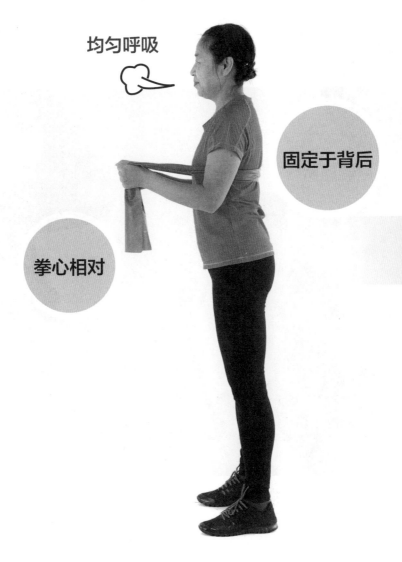

均匀呼吸

固定于背后

拳心相对

① 呈站立姿势，双脚分开至与肩同宽，将弹力带的中段固定在背后。双臂屈肘，前臂约与地面保持平行，双手分别握住弹力带的一端，使弹力带具有一定张力。

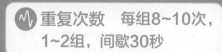

重复次数 每组8~10次，1~2组，间歇30秒

提重锻炼

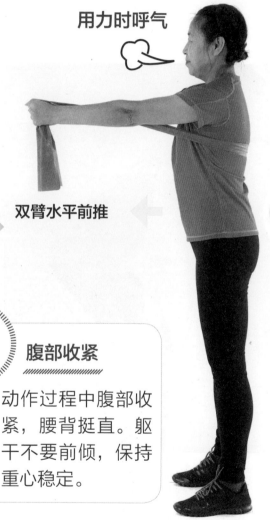

用力时呼气

双臂水平前推

保持时间
1~2秒

双臂伸直

动作要点 **腹部收紧**

动作过程中腹部收紧，腰背挺直。躯干不要前倾，保持重心稳定。

② 保持躯干及下肢姿势不变，双臂水平前推至完全伸直，保持动作1～2秒。然后回到起始位置，重复动作。

123

动作 7

弹力带俯身提拉

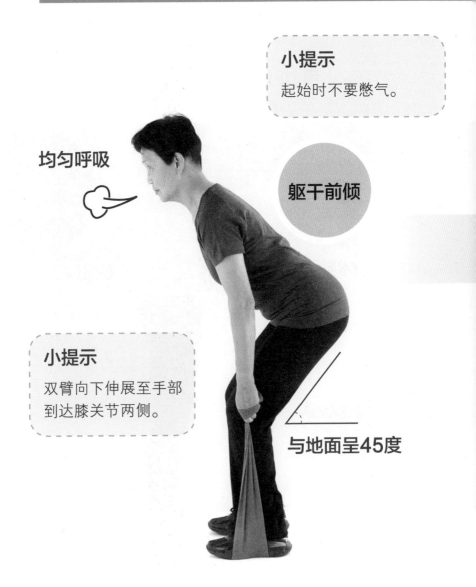

小提示
起始时不要憋气。

均匀呼吸

躯干前倾

小提示
双臂向下伸展至手部
到达膝关节两侧。

与地面呈45度

① 双脚分开至与肩同宽，并踩住弹力带中段，躯干向前倾斜，下蹲至大腿与地面呈45度。双手分别紧握弹力带一端，保持弹力带有一定张力。

重复次数　每组8~10次，1~2组，间歇30秒

提重锻炼

用力时呼气

手臂伸直

保持时间
1~2秒

发力起身

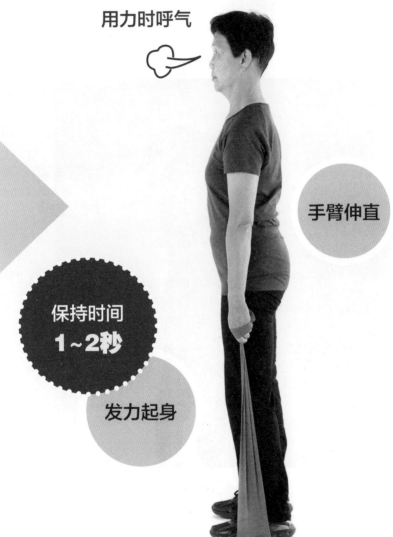

2　保持手臂伸直，拉紧弹力带，臀部与大腿后侧发力使身体直立，保持动作1~2秒。然后回到起始位置，重复动作。

动作 8

弹力带双臂推举

均匀呼吸

肘部弯曲

小提示

起始时不要耸肩。

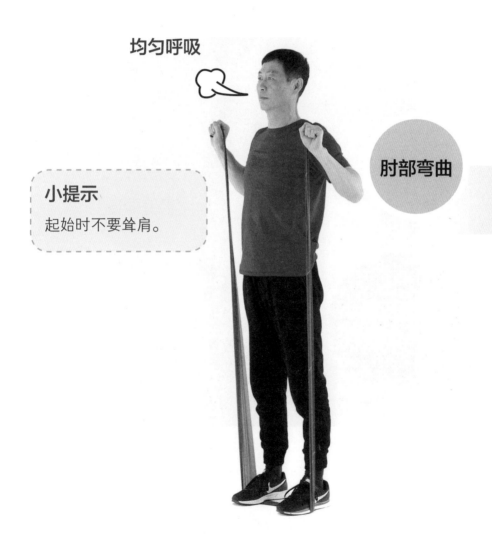

1. 呈站立姿势，双脚分开至与肩同宽，踩住弹力带中段。双手分别紧握弹力带一端，肘部弯曲，将弹力带固定在肩部，保持弹力带有一定张力。

〰 重复次数　每组8~10次，1~2组，间歇30秒

提重锻炼

用力时呼气

肩部发力向上推举

手臂伸直

保持时间 **1~2秒**

脚跟不要离地

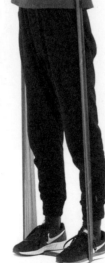

② 保持身体姿势不变，肩部发力，向上推弹力带至手臂完全伸直，保持动作1~2秒。然后回到起始位置，重复动作。

4

为什么中老年人比年轻人更需要力量训练?

说到力量训练,我们一般想到的是年轻人在健身场所中举杠铃、举哑铃,场面热火朝天。但力量训练并不仅限于年轻人,越到老年,人们越需要力量训练。

30岁以后,即使是经过力量训练的人,肌肉也会逐年流失;50岁以后流失的速度更快,每年会流失将近0.45千克的肌肉;不运动的话,流失的肌肉会更多。这预示着30岁以后,我们身体执行动作的能力也在逐年减弱。

中老年人的身体会因此而发生很多方面的改变。比如容易超重和肥胖,这是由于肌肉量下降,运动量减少,新陈代谢速度变慢,吸收到体内的热量不能被及时消耗掉导致的。超重和肥胖带来的不仅是体形的变化,而且还会造成身体虚弱,诱发糖尿病以及一系列的心血管疾病。

中老年人骨骼成分变化大,中老年人肌肉流失的同时,骨骼中钙质等营养成分也会流失,因此很多中老年人都患有骨质疏松。中老年人如果不小心摔倒的话,极易造成骨折。

另外关节炎、腰背痛等疾病,也与人体变老所带来的退行性病变、缺乏锻炼有关。

而中老年人进行力量训练不仅能够减缓肌肉流失的速度,有助于提升骨密度、减去过多的脂肪,还能改善血压、血脂,预防关节炎、腰背疾病。因此,中老年人进行力量训练是十分必要的,甚至可以说比年轻人更需要。

作者简介

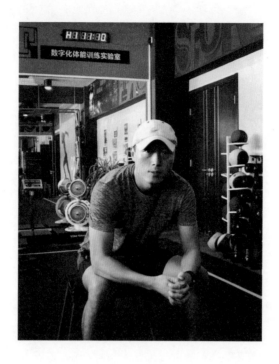

闫琪

国家体育总局体育科学研究所研究员，博士，中国老年医学学会运动健康分会常委；美国国家体能协会认证体能训练专家（CSCS）；FMS 国际认证讲师；FMS、SFMA 高级认证专家；国家体育总局备战奥运会体能训练专家组成员；国家体育总局教练员学院体能训练培训讲师；多名奥运会冠军运动员的体能教练；中国人民解放军南部战区飞行人员训练伤防治中心专家；曾多次到不同部队进行讲座和提供体能训练指导；获"科技奥运先进个人"荣誉称号和"全国体育事业突出贡献奖"等奖项。出版《膝关节功能强化训练》《腰部功能强化训练》等多部书籍。